U0215679

惠州市科技计划项目2020SC0718018

惠州市惠阳区科技计划项目2020002

广东省劳模和工匠人才创新工作室支持项目

编委会

参编人员

沈伟锋　黄爱萍　李晓仪　林玉娇

陈海娥　黄玫英

致谢

马　燕　管文超　楚志文　黄健菲

叶燕明　姚雪莲　邱学兵

插图：郭金璇

医院院感
分区分层次管控指引

YIYUAN YUANGAN
FENQU FENCENGCI GUANKONG ZHIYIN

方快发　黎　丽◎编著

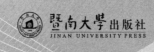

暨南大学出版社
JINAN UNIVERSITY PRESS

中国·广州

图书在版编目（CIP）数据

医院院感分区分层次管控指引 / 方快发，黎丽编著.
广州 ： 暨南大学出版社，2024. 11.
ISBN 978-7-5668-4013-4

Ⅰ. R197.323

中国国家版本馆 CIP 数据核字第 20249J51Q5 号

医院院感分区分层次管控指引

YIYUAN YUANGAN FENQU FENCENGCI GUANKONG ZHIYIN

编著者：方快发　黎　丽

出 版 人：阳　翼
责任编辑：姚晓莉
责任校对：刘舜怡　陈慧妍
责任印制：周一丹　郑玉婷

出版发行：暨南大学出版社（511434）
电　　话：总编室（8620）31105261
　　　　　营销部（8620）37331682　37331689
传　　真：(8620) 31105289（办公室）　37331684（营销部）
网　　址：http：//www. jnupress. com
排　　版：广州市新晨文化发展有限公司
印　　刷：佛山市浩文彩色印刷有限公司
开　　本：787mm×1092mm　1/16
印　　张：9. 25
彩　　插：9
字　　数：150 千
版　　次：2024 年 11 月第 1 版
印　　次：2024 年 11 月第 1 次
定　　价：49. 80 元

前　言

　　2003 年，惠州市第六人民医院是救治"非典"患者的定点医院；2020 年，其作为市级新型冠状病毒肺炎定点救治医院之一，承担了普通型感染患者的救治工作和重点人群的排查工作。在疫情防控期间，医院工作人员日夜坚守在前线，切实贯彻国家的指引，积极制定并落实防控制度、措施、流程及应急预案。

　　为了给广大医疗机构的医护人员和感染控制专职人员提供一些宝贵的实战经验和防控工作的参考，我们以法律法规为基准，以规范为框架，以科学循证为指引，以不盲从、善思辨的思维方式和感染控制工作理念为指导，总结了相关防控实战经验，编写了本指引，力图为医疗机构特别是地级市的综合性医院应对重大呼吸道传染病的公共卫生事件提供有益的参考。

　　本指引结合综合性医院的特点，以实用性为特色，总结了综合性医院不同部门关于感染防控、感染监测、消毒隔离、人员防护、医疗废物管理、应急预案等方面的经验，对地级市及基层医疗机构开展重大呼吸道传染病的预防与控制工作具有借鉴意义。希望本指引有助于提升各级感染控制专职人员和临床医务人员对重大呼吸道传染病的疾病防控能力。

由于编写时间紧张，传染病公共事件不断变化，防控指南也在不时更新，本书内容可能存在一些不足，恳请广大读者和医务工作者，特别是院感防控人员提出宝贵意见，以期再版时能得到补充和完善。

编　者

2024 年 9 月 30 日

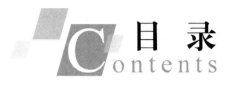

目 录
Contents

第四章　感染性病原体职业暴露预防、处置及上报制度

第五章　应急预案

第六章　感控标准预防

第一章

基本要求

（1）医疗机构应加强对医务人员呼吸道传染病相关知识的培训，做到早发现、早报告、早隔离、早诊断、早治疗。

（2）医务人员应熟知呼吸道传染病的诊疗方案、医院感染预防与控制技术指南及防控方案，并严格实施。

（3）呼吸道传染病患者应集中收治，医院应设立独立的发热门诊，定点收治医院应当设立专门的隔离病区。

（4）根据呼吸道传染病的流行病学特点，针对传染源、传播途径、易感人群三个环节，制定相应的工作制度，建立和落实岗位责任制。

（5）严格落实消毒、隔离工作，根据实际收治情况，制定切实可行的防控制度、措施、流程及应急预案。

（6）加强呼吸道传染病医院感染的监测，做好早期预警预报。

（7）增强医务人员的个人防护意识，并按要求合理使用防护用品。

（8）做好医疗废物、污水的处理工作。

呼吸道传染病防控组织架构见图1-1。

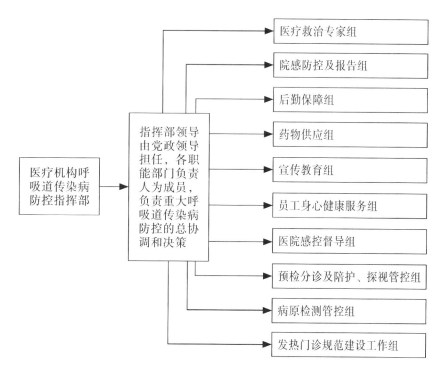

图 1 - 1　呼吸道传染病防控组织架构

第二章

防控策略

传染病疫情属于突发公共卫生事件，医疗机构需根据国务院卫生行政部门或省、自治区、直辖市人民政府卫生行政部门向社会公布的传染病疫情信息作出响应。

其中，呼吸道传染病因为通过飞沫、接触甚至空气等途径传播，医院感染风险高，故而对医院院感防控提出了更高的要求。国家及各省市出台了一系列政策和措施，积累了极为宝贵的经验和教训。前车之鉴，后事之师，对于呼吸道传染病院感，医院进行分区分层次防控，能有效遏制疫情扩散，最大限度地降低医院感染风险。

第一节　基本要求

一、完善防控制度、工作流程和应急预案

根据国家和省出台的关于疫情防控的文件，结合医疗机构的实际情况，制定切实可行的疫情防控制度、措施、流程和应急预案。

二、建立感控专业队伍

根据国家相关文件精神要求对感染管理部门进行合理定位，配

备足够的既熟悉政策要求又具备较强业务能力的感控专职人员，承担院内感染防控指导，以及感染聚集事件的处置和检查、协助流行病学调查等工作。

三、开展疫情应急预案的演练

演练的目的在于未雨绸缪，防患于未然。根据制定的应急预案和流程反复演练，在演练过程中发现问题，持续改进，并优化工作流程，确保各部门步调协同、衔接顺畅。

四、全员培训，提高感控意识和水平

（1）开展全员培训：制订全员培训方案，践行"人人都是感控实践者"的理念。

（2）加强重点科室的培训：对发热门诊、急诊、感染性疾病科、呼吸科、口腔科、耳鼻喉科、重症医学科、内镜室等呼吸道暴露高风险科室和部门制定针对性的培训内容，使相关人员熟练掌握呼吸道传染病的防控知识、方法与技能。

（3）加强薄弱环节和人员的培训：梳理薄弱环节，有针对性地对行政、工勤人员进行培训。

（4）加强对陪护人员的卫生宣教：加强对陪护人员呼吸道卫生和咳嗽礼仪的宣教以及手卫生、正确佩戴口罩等个人防护的指导。

第二节　网格化管理

一、基本原则

（1）加强监测，落实"早发现、早报告、早隔离、早诊断、早

治疗"的管理要求，早期识别传染病患者及密切接触者，采取集中治疗、隔离观察等分区分层级管理措施。同时加强院感风险分析研判，密切关注周边地区疫情动态。

（2）加强对确诊患者的医疗救治，防止病情进展和疫情传播。

（3）加强医护人员防护，防止医护人员感染。

二、加强源头管控，严防感染风险输入

（1）医院入口设立预检分诊处，优化体温检测、流行病学调查等预检分诊内容和流程，提升预检分诊能力。

（2）严格出入口管理，"入口"只进不出，"出口"只出不进，加强人流的疏导和管控，防止人员聚集、扎堆。

（3）落实首诊负责制，加强流行病学问诊，早期识别呼吸道传染病临床症状，对具有可疑症状但不能排除感染的患者，引导至发热门诊就诊。

三、分区域管理

（1）管控区域：发热门诊（含发热门诊患者 CT 检查室和 PCR 实验室等）、隔离病区等。

（2）诊疗时需患者摘除口罩的科室/部门：如鼻/咽拭子采集、口腔诊疗、支气管镜或上消化道内镜诊疗等。

（3）过渡病区（房）。

①有条件的医疗机构应规范设置过渡病区（房），用于收治未完善检查的急诊患者或隔离排查可疑的呼吸道传染病患者。

②过渡病房设独立卫生间，单人单间安置患者。

③制定过渡病区（房）相关工作制度和流程。

（4）普通诊疗区域：包括普通门诊、普通住院病区及医技功能

检查等科室和部门。

第三节　医院感控督导员制度

根据国家和省出台的相关文件的精神要求，建立"医院感控督导员制度"。

一、成立医院感控督导组

根据医院实际情况，组建医院感控督导组，建议组长由主管领导或感控部门负责人担任，组员由科室兼职感控员、医务部、护理部、后勤保障部等相关人员组成，按 1 000 张床位以上的医院至少需配备 20 名感控督导员的标准配备。

二、督导内容

（1）通过实时监控系统等观察、指导隔离病区的工作人员正确穿戴和摘脱防护用品，发现问题及时纠正。

（2）指导隔离病区的医务人员按要求做好安全防护，督促医务人员做好手卫生。

（3）通过实时监控系统等观察、监督和纠正医务人员在隔离病区进行各项操作时的危险行为。定期或不定期进入隔离病房，现场检查工作。

（4）监测隔离病区医护人员职业暴露情况，发生职业暴露时及时干预，指导医护人员紧急进行有效处理，评估暴露风险并及时上报。

（5）通过实时监控系统等与隔离病区（房）的医护人员随时保持联系，观察医护人员的行为和精神状态，及时缓解医护人员的紧张情绪。

（6）定期检查负压病房各区域负压值参数。

（7）督导落实空气、物表、环境消毒和医疗废物处理等工作。

（8）每天对医院各科室医务人员的防护情况、感染防控危险因素进行监督和巡察，积极反馈问题，提出改进意见或建议。

（9）收治呼吸道传染病疑似或确诊患者的隔离病区，有条件的实行感控督导员轮班制，24小时值班。

三、持续改进

成立医院感控督导组，常态化开展工作，加强重点科室、重点环节的感控督导，建立问题清单，针对督导检查发现的问题及时整改，形成闭环管理。

四、组织保障

（1）定期开展相关知识培训及考核，组织应急演练活动，不断提高感控督导员的知识能力水平。

（2）组建一支相对稳定的感控督导员队伍，充分发挥其监督作用，不断提高医院整体感染防控能力。

（3）建立感控督导员会议和活动机制，定期召开会议或座谈会，畅通感染防控监督结果的沟通与反馈渠道，总结成效，分享工作经验。

（4）在隔离病区相应区域建立完善的视频监控和语音对讲系统，便于感控督导员通过监控终端，协助及指导工作人员正确穿脱高、中风险防护用品，指导医务人员操作，尽量减少感控督导员进入高风险区域，进一步降低医务人员感染风险。

五、感控督导员岗位补助

根据医院绩效分配方案，给予感控督导员岗位津贴。

第四节　个人防护

一、基本要求

（1）医院储备质量优良、数量充足的防护物资。

（2）医务人员根据暴露风险和开展的诊疗操作，正确合理使用个人防护用品，确保医务人员个人防护到位。

（3）当患者需要摘除口罩或有血液、体液暴露风险时，根据情况提高防护级别，需佩戴医用防护口罩、防护面屏等。

（4）在可能接触呼吸道传染病患者的高风险场所，严格落实佩戴医用防护口罩等要求。

（5）佩戴医用防护口罩须行适合性测试和密合性测试，测试合格者方可上岗。

（6）指导、监督陪护人员及其他进入医院人员正确佩戴口罩，实施呼吸道卫生和咳嗽礼仪。

二、分级防护要求

1. 一级防护

适用于预检分诊、普通门诊和住院病区，防护要求：

（1）穿戴一次性工作帽、一次性医用外科口罩和工作服，必要时穿一次性隔离衣、戴一次性乳胶手套。

（2）戴口罩前和摘口罩后须进行手卫生。

（3）下班时进行个人卫生处置，并注意口鼻的清洁与防护。

2. 二级防护

适用于发热门诊、隔离病区工作人员及转运病人的医务人员和司机，防护要求：

（1）穿戴一次性工作帽、护目镜/防护面屏、医用防护口罩、防护服、一次性乳胶手套、一次性鞋套。

（2）严格按照清洁区、半污染区和污染区的划分，正确穿戴和脱卸防护用品，并注意呼吸道、口腔及眼睛的卫生与保护。

3. 三级防护

适用于为病人实施吸痰、呼吸道采样、气管插管和气管切开等有可能发生病人呼吸道分泌物、体内物质喷射或飞溅的工作时的医务人员，防护要求：

（1）达到二级防护的所有要求。

（2）为确诊呼吸道传染病患者实施气管切开、气管插管时，可根据情况加用全面型呼吸防护器或正压式头套。

第三章

科室、部门感控指引

2003 年的"非典"和 2020 年的新冠肺炎，都给了我们沉痛的教训，提醒我们，医院作为防控传染病的前沿阵地，应加强自身防控能力。而加强医院对呼吸道传染病的防控能力，应根据不同部门的风险级别和专科特点，制定并落实可行的防控措施。

第一节　预检分诊

一、设置要求

（1）医院需在入口设立预检分诊处。

（2）预检分诊处一般设立在门急诊醒目位置，标识清楚，相对独立，通风良好，具备消毒隔离条件。

（3）预检分诊处要配备一次性外科口罩、体温表（非接触式）、手卫生设施、医疗废物桶、疑似患者基本情况登记表等。

（4）承担预检分诊工作的医务人员戴一次性外科口罩、一次性工作帽，做好个人防护，必要时提高防护级别。接触患者前后做好手卫生。

（5）预检分诊处实行 24 小时值班制（晚间设在急诊，有醒目标识）。

二、工作流程

（1）应配备有经验的分诊人员，为进入门急诊的人员测量体温，询问是否有咳嗽、咽痛或胸闷、腹泻等症状，发现可疑患者，登记患者信息，指引患者及陪同人员正确佩戴口罩、注意咳嗽礼仪，由工作人员送至发热门诊就诊。

（2）如果没有设立发热门诊，应当按照当地卫生健康行政部门的规定，使用专用车辆将患者安全转诊至就近发热门诊进一步排查。

三、预检分诊流程（见图3-1）

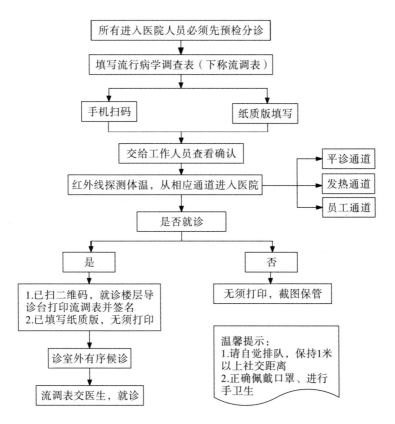

图3-1 预检分诊流程

第二节　发热门诊

一、基本要求

发热门诊根据各省相关要求规范设置。对于广东省内的医疗机构，发热门诊按《广东省卫生健康委办公室关于印发〈发热门诊和发热诊室规范化建设指引（试行）〉的通知》（粤卫办规划函〔2020〕37号）的要求规范设置。

二、发热门诊人员配置

（1）发热门诊应配有具有呼吸道传染病或感染性疾病诊疗经验的医务人员，并根据每日就诊人次、病种等合理配备医师，院感期间可根据实际诊疗量增配医师数量。发热门诊医师应熟练掌握相关疾病特点、诊断标准、鉴别诊断要点、治疗原则、医院感染控制流程、消毒隔离措施、个人防护要点和传染病报告要求等。

（2）在发热门诊工作的工作人员应具备一定的临床经验，掌握相关疾病护理要点、传染病分诊要点、各项护理操作、医院感染控制流程、消毒隔离措施、个人防护要点等。发热门诊应根据患者数量及隔离床位数量配备相应数量的护理人员，院感期间根据实际患者数量酌情增加工作人员数量。

（3）所有在发热门诊工作的医务人员均需经过传染病相关法律法规、传染病诊疗知识和医院感染预防与控制的相关培训，通过穿脱防护用品、手卫生、医用防护口罩密闭性测试等知识和技能考核，合格后方能上岗。

三、发热门诊管理要求

（1）发热门诊应当安排经验丰富的医务人员，测量体温、询问流行病学史及相关症状等，将患者合理、有序分诊至对应的就诊区域（或诊室），并指导患者、陪同人员正确佩戴口罩。

（2）发热门诊应 24 小时接诊，并严格落实首诊负责制，医生不得推诿患者。

（3）要对所有就诊患者询问症状、体征和流行病学史，进行血常规、核酸等病原学检测，必要时还要进行胸部 CT 检查。

（4）发热门诊就诊患者实行闭环管理，原则上挂号、就诊、交费、检验、辅助检查、取药、输液等诊疗活动全部在该区域完成。发热门诊未设检验室的，标本采集后应立即密封处理、做好标识，第一时间通知专人运送至检验科。如患者需前往发热门诊以外区域检查，应当严格遵循"距离最短、接触人员最少、专人防护陪同"的原则，不与普通患者混乘电梯，检查室单人使用，接诊医务人员做好防护，患者所处环境做好消毒。

（5）接诊医生发现可疑病例须立即向医院主管部门报告，医院主管部门接到报告后应立即组织院内专家组会诊，按相关要求进行登记、隔离、报告，不得擅自允许患者自行离院或转院。隔离留观病房不能满足临床诊疗需要时，需另外设置隔离留观病区。

（6）院感疑似和确诊病例应尽快转送至定点医院救治。

（7）实时或定时对环境和空气进行清洁消毒，并建立终末清洁消毒登记本或电子登记表，登记内容包括：对空气、地面、物体表面及使用过的医疗用品等的消毒（含消毒方式、持续时间），对医疗废物及污染织物的处理等。

（8）发热门诊区域的医疗设备、物体表面、织物、地面、空气及空调通风系统的消毒和医疗废物的处置，应符合《医疗机构消毒技术规范》《医疗废物管理条例》和《医疗卫生机构医疗废物管理办法》等相关规定，并有相应的工作记录。

（9）污水排放和医疗废物与生活垃圾的分类、收集、存放与处置应符合《医疗废物管理条例》《医疗卫生机构医疗废物管理办法》《医疗废物专用包装袋、容器和警示标志标准》《医疗废物分类目录》等相关规定。

四、医务人员个人防护要求

（1）医务人员应当遵循《医院感染管理办法》等相关要求，严格执行标准预防及手卫生规范。

（2）应配备符合标准、数量充足（至少可供 1 周使用）、方便可及的个人防护装备。

（3）进出发热门诊和隔离病房时，要严格按照要求正确穿脱个人防护装备。在穿脱防护服、医用防护口罩等个人防护用品时，应有专人监督或两人一组互相监督，避免交叉感染。

（4）院感发生期间，发热门诊工作人员应做好健康监测，每天测量体温。若出现咳嗽、发热等身体不适症状，及时向单位主管部门报告。

第三节　隔离病区

一、患者安置

（1）院感疑似病例和确诊病例分开安置。

（2）对疑似病例进行单间隔离，经病原学确诊的同种同源传染病患者可以同室安置，床间距大于 1 米。

二、患者活动

患者活动限制在隔离病房内，必须外出检查时给予佩戴医用外科口罩，并电话联系检查科室做好相应准备。

三、探视制度

不设陪护，原则上不准探视，若患者病情重必须探视时，探视者必须严格按照规定做好个人防护。

四、隔离病房

（1）隔离病房的门必须随时保持关闭，门口放置速干手消毒剂。

（2）放置有盖容器，收集需要消毒的物品。

（3）设专用工作车或工作台，放置个人防护用品。

五、缓冲间

（1）隔离病房外的走廊与患者房间之间设立缓冲间，防护用品置于缓冲间内。

（2）医务人员进入隔离病房前，在缓冲间内穿戴防护用品，离开隔离病房时，在缓冲间脱摘防护用品。

（3）用于穿脱防护用品的缓冲间需隔开，不得交叉，须设置隔断，并做明显标识。

六、隔离措施

根据呼吸道传染病的传播途径，在标准预防的基础上，采取以阻断接触传播、飞沫传播或空气传播途径为目的的针对性综合防控措施。具体包括：

（1）严格执行手卫生，根据《医务人员手卫生规范》，医务人员应当在接触患者前，清洁或无菌操作前，暴露于患者血液、体液后，接触患者后，接触患者周围环境后等五个时刻采取手卫生措施。手卫生措施包括流动水洗手和卫生手消毒等，如有可见污物，应当使用流动水和洗手液清洗双手；如无可见污物，宜使用对病原菌有效的手消毒剂进行卫生手消毒。

（2）合理使用个人防护用品，根据暴露风险和开展的诊疗操作，正确选用防护用品；严格落实佩戴医用防护口罩措施，佩戴医用防护口罩前应进行适合性测试和密合性测试，开展可引发气溶胶的操作时采用三级防护。

（3）合理安置患者，对不同类型感染者、疑似感染者、易感者采取合理的分区分类安置措施，减少不同风险人员因暴露导致交叉感染的机会。加强对患者呼吸道卫生和咳嗽礼仪的健康宣教。

（4）规范医用织物和医疗废物管理。

第四节　普通住院病区

一、住院病区的分区和布局

（1）各病区设置缓冲病区（病房），用于临时隔离住院患者中可疑呼吸道传染病病例或住院治疗但未获得相关病原体筛查结果的患者。

（2）缓冲病区除设置污染区（患者隔离病室）外，还应设有潜在污染区，用于医务人员脱卸防护用品。可将缓冲病区相邻病房设为潜在污染区，或在缓冲病区外使用物理屏障隔出独立区域作为潜在污染区。缓冲病区内清洁区、潜在污染区、污染区的相对位置应符合由洁到污的流程。缓冲病区与非缓冲病区之间应设置醒目标识。缓冲病区的病房应通风良好，关闭房门，开窗通风。通风不良时，放置可人机共处的空气消毒机进行持续空气消毒。采用集中通风系统时，应关闭缓冲病区的回风和送风。

（3）缓冲病房单人单间，设置在普通病区相对独立的位置，不能穿插在普通病区中间。

二、科室和医务人员管理

（1）科主任为科室院感防控第一责任人。各科室制定本科室可疑呼吸道传染病病例应急处置预案及工作流程，并进行演练。加强科室内部管理，确保科室落实呼吸道传染病医院感染防控各项要求。

（2）医务人员是个人健康安全的第一责任人，应严格自律，不聚餐，减少集中开会，杜绝科室间不必要的人员往来，严防医院感染。医务人员、医疗辅助人员等不应穿工作服进入休息室，严禁在污染区饮水、就餐，避免在无防护条件下交谈。

（3）医务人员日常工作时应规范穿着工作服、佩戴医用外科口罩，并严格落实标准预防措施，强化飞沫传播、接触传播及空气传播的感染防控意识，根据所在区域及岗位，正确选择和佩戴防护用品，做好手卫生。

（4）医务人员进入缓冲病区前，应评估该病区内感染风险，采取相应防护措施。

（5）医务人员应严格遵守按区域及岗位防护的规定，禁止穿戴防护服、隔离衣、护目镜、防护面屏、手套、鞋套等防护用品离开相应诊疗区域（转运可疑/疑似/确诊病例除外）。

（6）各病区要对本院职工、进修生、研究生、实习生、保洁员、护理员等所有在岗医务人员加强培训、考核和督查，确保其正确掌握本岗位相应的医院感染防控措施。同时加强对新入科人员的管理，确认其行程及健康状态符合防控要求。

三、住院患者陪护及探视管理

（1）加强探视和陪护管理，强化病区 24 小时门禁管理，无关人员禁止随意出入。取消非必要的现场探视和陪护，确需陪护的宜安排 1 名固定陪护人员，陪护人员按规定进行筛查及健康监测，并佩戴符合国家标准的无呼气阀口罩，原则上不出病区，不串病房、不聚集。

（2）医务人员应在病区外与患者家属交代病情或请家属签署相应医疗文书，非必要家属不得进入病区。

四、空气及环境物体表面清洁消毒

（1）加强病区各病室、医疗辅助用房及值班室/休息室通风换气，通风不良的应辅以可人机共处的空气消毒机或用紫外线辐照消毒（室内无人状态下）。

（2）加强病区环境及物体表面的清洁与消毒，适当增加清洁消毒频次，保持病区环境清洁无污染。

（3）加强对环境清洁消毒效果的监测，监测结果应符合相关规定。

（4）隔离病区患者转出或出院后，隔离病区应进行终末消毒，终末消毒方案参考本指引相关章节执行。

五、医用织物及医疗废物处置

按照相关规定执行。

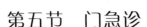

第五节 门急诊

一、基本要求

门急诊是医疗机构感染防控的第一关,存在人群密集、人员结构复杂、来源众多,流程环节多,涉及科室、部门多等现实情况,且因为秋冬季门窗关闭,通风条件差,易发生呼吸道传染病的聚集和传播,因此门急诊须落实常态化感染防控。

二、防控要点

(1)切实履行告知义务。

①充分利用互联网、各预约平台、短信、海报、电子宣传屏等多种方式,在患者预约就诊、诊前一日和进入医院就诊时,将预检分诊和发热门诊有关要求告知患者及陪同人员。

②在门急诊入口处、诊疗区域内采取多种方式加强健康宣教,内容包括:呼吸卫生、佩戴口罩、手卫生、保持社交距离等。

(2)实行预检分诊,落实体温检测、流行病学史问询等措施。合理规划门急诊工作人员和患者的进出通道,并派专人值守,确保人人都接受预检分诊。落实医生首诊负责制,接诊医师应认真询问并记录患者流行病学史、是否有发热和呼吸道症状等。

(3)加强病例筛查。

①门诊医师要加强对患者呼吸道传染病流行病学史的问诊,对于不能排除感染的患者,要及时安排专人引导至发热门诊就诊。

②对于需要急诊急救的患者,要在做好防护的基础上给予治疗,不得以疫情防控为由停诊、拒诊或延误治疗。

③对于疑似呼吸道传染病的患者，要在救治的同时进行相关检验或检查以确定诊断。

④秋冬季为呼吸系统疾病高发季节，应重点对流感等呼吸道传染病病原体进行筛查。

（4）多途径限制诊区内人流量。

①全面落实非急诊预约就诊制度，门诊量大、诊区内人流密集的医疗机构应逐步推行分时段预约就诊制度，避免患者聚集。

②大力推行互联网门诊，通过预约诊疗、分时段就医、线上咨询、慢性病管理长期处方等方式，减少现场就诊量。

③充分利用信息化技术，优化就诊流程，坚持"一人一诊一室"，充分利用各类就诊、叫号、检查预约系统，分流患者，避免患者在就诊大厅、候诊室排队聚集。

④严格落实门诊不输液制度，急诊应严格掌握输液指征，减少输液患者的数量。

（5）规范设置门急诊呼吸道标本采样点。

①选定通风良好的区域开展呼吸道标本采集工作。

②避免在门诊大厅、候诊区等区域采集呼吸道标本。

（6）落实分级防护。

①对门急诊工作人员就分级分层防护知识、个人防护用品使用、接诊流程规范等进行培训，完善分级防护措施。

②门急诊、候诊大厅、预检分诊处以及诊室等均应配备足量手卫生和环境消毒用品，预检分诊台和诊室还应配备足量的个人防护用品。

③加强对门急诊工作人员（含保洁、保安等工勤人员）的健康管理，每日开展体温和呼吸道症状监测，发热或有呼吸道症状的工作人员应暂停工作，并进行相关病原体检测。

第六节 口腔科

一、口腔诊疗工作中的主要风险点

（1）口腔诊疗操作因患者口鼻暴露，医务人员贴近患者口鼻操作，存在飞沫传播和接触传播的风险。

（2）部分口腔操作如使用气动高速涡轮手机和口腔超声设备操作时，除产生飞沫外，还可以产生气溶胶。

（3）需要特别注意呼吸道防护、诊疗环境通风与清洁消毒及手卫生。

二、工作人员防护标准

按要求做好个人防护，防护标准如下：

1. 一级防护

（1）适用范围：适用于不使用气动高速涡轮手机和口腔超声设备操作的口腔医务人员；也适用于预检分诊岗位人员、门诊药房工作人员、收费人员、咨询工作人员、一般保洁人员、所有进入诊疗区域的工作人员。

（2）防护要求：穿戴一次性工作帽、一次性医用外科口罩和工作服（白大褂）、一次性乳胶手套，必要时使用护目镜或防护面屏。

2. 二级防护

（1）适用范围：适用于使用气动高速涡轮手机和口腔超声设备操作的口腔医务人员、进入污染区的器械处理人员、缓冲病区医务人员。

（2）防护要求：穿戴一次性工作帽、一次性医用外科口罩/防护口罩、防护面屏/护目镜、一次性乳胶手套、一次性隔离衣/防护服、一次性鞋套。

3. 三级防护

（1）适用范围：适用于接诊高风险患者且使用气动高速涡轮手机和口腔超声设备操作的口腔医务人员，在隔离区操作。

（2）防护要求：在二级防护的基础上，戴医用防护口罩和防护面屏、穿防护服，有条件的使用全面型呼吸防护器或正压式头套。

三、诊疗环境管理

（1）可设置隔离诊室，各诊室内开展的口腔诊疗项目相同。隔离诊室接诊有可疑症状或流行病学史且不能提供排除呼吸道传染病排查结果的急诊患者。

（2）严格执行《口腔诊疗器械消毒灭菌技术操作规范》，加强诊疗环境的通风和清洁消毒，严格终末消毒。

四、诊疗操作防控管理

（1）严格按照各专业诊疗规范进行操作，有条件者建议四手操作。

（2）治疗前建议患者进行口腔消毒和含漱，降低口腔操作产生的飞沫、气溶胶中的微生物数量。

（3）在诊疗过程中使用强、弱吸引器及时吸唾。使用弱吸引器时，应嘱患者勿闭唇咬住吸头，吸引器柄部尽可能位于患者口腔下方，且不要同时使用强吸引器，以免产生回吸，导致交叉感染。

第七节 耳鼻喉科

一、耳鼻喉科门诊

（1）患者在就诊时应佩戴口罩，仅在鼻部及咽喉相关体格检查时短暂取下口罩。

（2）耳鼻喉科有许多上呼吸道感染导致的发热，如流感、急性扁桃体炎、急性鼻窦炎、急性中耳炎等。另外，鼻咽喉部位的淋巴瘤患者也表现为反复持续发热。因此，对于发热病人，无论其是否感染了呼吸道传染病，医务人员都应该做好个人防护。

（3）对于不能排除呼吸道传染病的急诊病例，医护人员要在做好防护的基础上给予及时治疗，同时进行相关病原体检测。对于救治后需要留院治疗的患者，应先在缓冲区进行单人单间隔离治疗，排除呼吸道传染病后再转入普通病房；医务人员应采取二级防护。

二、针对耳鼻喉科门诊检查的防控工作

接诊呼吸道传染病患者时，须按要求做好个人防护，对于存在喷溅风险的操作，如电子鼻咽喉镜、门诊紧急气管切开术等，在条件允许的情况下，应做到三级防护。

三、针对耳鼻喉科手术的防控工作

（1）尚未排除呼吸道传染病且需急诊手术的患者，需选择负压手术室或隔离手术室，尽量减少手术间内不必要的仪器、设备、物品，加强消毒隔离措施，准备隔离防护用品。

（2）气管插管应做到标准、有序、快速，最大限度避免患者呛

咳引起的飞沫传播。由于患者咽喉、血清中可能携带呼吸道传染病病毒，为防止手术中血液喷溅，建议手术团队采用三级防护。

（3）手术后进行终末消毒。

（4）患者术后送入缓冲区病房，排除呼吸道传染病后可转入普通病房。病房严格实行闭环管理，患者及陪护人员严禁外出。

第八节 眼科

一、眼科门诊

（1）眼科门诊设置预检分诊台，对所有进入门诊的患者及患者家属进行体温测量，询问患者流行病学史，并专门配置免洗手消毒液供患者及患者家属使用。

（2）避免交叉感染的同时对眼科门诊检查设备进行保护，在患者可能接触的部位贴一次性保鲜膜，一用一更换。对于无法贴膜的部位，每检查完一位患者后，使用消毒纸巾对仪器接触部位进行擦拭。

（3）眼科裂隙灯检查设备安装透明防护挡板，为近距离面对面的检查提供物理屏障。

（4）眼压检查设备——眼压计置于诊室通风处，以避免眼压检查时的气溶胶传播。

（5）早产儿视网膜筛查仪器置于单独房间，尽量减少早产儿与其他患者的接触。

（6）由于鼻泪道内窥镜治疗需摘下口罩且接触鼻腔黏膜，在进行此项治疗前，需对患者进行呼吸道传染病排查，并严格实行检查预约制。

二、应急管理策略

（1）眼科急诊患者就诊时需佩戴口罩，间隔至少 1.5 米排队等候，不乱摸乱碰，不揉眼睛。

（2）如需在眼科手术室做急诊手术，医务人员应在做好防护的基础上给予及时治疗，对于高度怀疑且不能排除呼吸道传染病的患者，要在救治同时进行相关病原体检测。

（3）对于救治后需留院治疗的患者，应在缓冲病区进行单人单间治疗，待排除呼吸道传染病后转入普通病房。

（4）住院期间，患者及家属不得随意外出，医务人员做好住院患者及家属的健康宣教工作，减少传染病传播风险。

三、眼科专科仪器和器械的管理

（1）眼科专科仪器和器械均采用"一人一用一消毒"制度，即使用完毕后立刻消毒处于备用状态。

（2）眼科检查仪器属于精密器材，裂隙灯及非接触式眼压计等仪器建议用保鲜膜包裹，使用后用 75% 乙醇做物品表面消毒，可保护精密仪器在消毒时不受损；对于非接触式眼压计、检眼镜等眼科非接触性检查器具，可用 75% 乙醇或消毒湿巾仔细擦拭后使用；一些特殊器材（如三面镜及 20D 镜头等）可用 3% 过氧化氢溶液浸泡消毒。

（3）检查室等医疗场所每日定时用紫外线照射 30 分钟进行空气和物体表面消毒。

第九节　儿科

一、基本要求

（1）严格把握收治儿童患者适应证，满足住院条件的患儿需先进行呼吸道传染病病原体检测，排除后方可收住院。

（2）原则上不安排陪护，特殊情况可固定1人陪护，陪护人员需排除呼吸道传染病。

二、儿科门诊区域防控指引

应遵循门急诊呼吸道传染病疫情防控工作指引：限制进入候诊区的人数，儿科门诊限1人陪同，病情特殊时最多不得超过2人陪同，就诊人员注意与其他就诊者保持1米以上的安全距离，并佩戴好口罩。

三、儿科病房防控指引

应遵循住院病区呼吸道传染病防控工作指引。

（1）办理入院手续时，儿童陪护家属需签署入院知情同意书，需要告知的内容包括但不限：儿童患者为呼吸道传染病易感人群，患者及陪护人员需遵循病区"封闭式管理"制度等；医务人员应于患者入院前请其家属如实告知：患者是否有呼吸道症状、发热，是否有呼吸道传染病确诊或疑似患者接触史等。

（2）新入院患者建议按单人单间收入缓冲病房隔离观察，如3天未出现可疑症状可收入普通病房。

第十节 血透中心

一、患者管理

1. 一般管理

（1）在做好呼吸道传染病排查的基础上，进行相关诊疗：严格落实预检分诊，对患者及陪同人员进行体温检测和流行病学史询问；透析前后均应测量体温，并做好登记；有发热或有呼吸道传染病流行病学史的人员，由专人陪同其至发热门诊进行排查。

（2）建立预约透析机制：每班次透析的患者及陪护人员需按照预约时间进入透析治疗区域，避免在透析室内不必要的逗留，陪护人员应相对固定。在等候区需保持 1 米以上距离，间隔就座。根据空间情况和呼吸道传染病流行趋势，安排患者固定分组透析治疗。

（3）患者进入治疗单元前，应更换好治疗专用衣物鞋帽，正确执行手卫生。在血液透析期间应全程佩戴符合要求的医用口罩（陪同人员也需佩戴口罩），做好手卫生，患者及家属进出血液透析中心（室）及更衣前后应消毒双手。

（4）发热患者在没有排除呼吸道传染病之前，可由医护人员在隔离病房先行床旁连续性肾脏替代治疗（CRRT）。无 CRRT 治疗条件的透析中心（室）可在其他患者透析结束后安排该患者单独进行透析治疗，透析结束后进行终末消毒；若患者有呼吸道症状，但已排除呼吸道传染病，可将患者安排至血液净化中心（室）一角，每日最后一班。

（5）院感疑似或确诊病例透析治疗管理：疑似或确诊呼吸道传染病的血液透析患者应立即转移至定点医院，根据病情需要和医疗条件进行 CRRT 或血液透析治疗。

2. 医学观察期的透析患者

（1）因和呼吸道传染病确诊患者密切接触而需要进行医学观察的患者，需转至隔离病房进行 CRRT 或血液透析治疗，患者及陪同家属（可以生活自理的患者建议不带陪同家属）均不能离开隔离区，直至隔离期解除。需要住院的患者，转至缓冲病区进行治疗。

（2）因有呼吸道传染病旅居史需要隔离，但确定没有疑似或确诊病例接触史的患者，可在血液透析中心与其他患者错峰透析，即错开上下机时间，安排在独立透析治疗间进行透析，透析结束后透析治疗间应做好消毒。无法安排在独立透析治疗间的，应在全部患者透析后，单独安排患者进行透析，透析结束后透析治疗间应做好消毒。

（3）呼吸道传染病康复患者：综合患者核酸、抗体、CT 检测结果，根据专家会诊意见，具体研判其是否需要进行隔离透析。

3. 新导入透析患者

经排查，排除呼吸道传染病以及非医学观察期选择血液透析的患者，应收入病房后再进行血液透析；疑似或确诊呼吸道传染病的患者，在定点医疗机构进行血液透析导入；处于医学观察期的患者，无紧急透析指征，可延缓至医学观察期结束后再进行透析导入；存在紧急透析指征的尿毒症患者，可先在急诊室进行 CRRT，排查呼吸道传染病后按照上述方案执行。

二、医务及相关工作人员管理

（1）建立工作人员健康监测制度。做好所有工作人员包括本科室医生、操作人员、医学相关工程师、保洁员等的健康监测工作，如有体温异常立即脱离工作环境，视情况予以医学干预，采取隔离措施。

（2）全面落实并执行标准预防措施。工作人员注意做好防护，佩戴口罩，不聚集就餐。严格执行锐器伤防范措施。

三、消毒隔离及医疗废物管理

1. 空气消毒

按照《医院空气净化管理规范》（WS/T 368—2012），加强诊疗环境的通风和空气消毒。提高通风频率、增加通风时长，在两个班次之间应安排至少 30 分钟的通风时间；不具备通风条件的区域配备可人机共处的空气消毒机；有条件的可使用新风系统装置，加强清洁消毒，增加换气频率；如发现疑似或确诊病例，应立即关闭空调，开窗通风，并加强空气的清洁、消毒。

2. 环境物体表面消毒

（1）操作人员站、预诊台：使用符合规范的消毒湿巾擦拭物体表面，每天 2 次，或选择 500mg/L 含氯消毒剂擦拭，作用 30 分钟后用清水擦拭干净。

（2）无肉眼可见污染物的医疗器械（如血液透析机、治疗车）、物体表面：用 500mg/L 含氯消毒剂擦拭，作用 30 分钟后用清水擦拭干净。

（3）被患者血液、体液、分泌物等污染物污染的医疗器械、物体表面：应先使用一次性吸水材料清除污染物，再用 1 000mg/L 含氯消毒剂进行擦拭消毒，作用 30 分钟后用清水擦拭干净；或使用吸附、消毒一次性完成的消毒物品。

（4）地面、墙壁：有肉眼可见污染物时，应先完全清除污染物再消毒。无肉眼可见污染物时，可用 500mg/L 含氯消毒剂擦拭或喷洒消毒。

（5）患者高频接触点：如体重秤把手、按键、门把手、床栏架等可增加消毒频率，使用高消毒水平的湿巾消毒擦拭，或选择500mg/L含氯消毒剂擦拭。

（6）患者及家属等候区、更衣区：用500mg/L含氯消毒剂进行物品表面、环境的清洁消毒。

3. 接诊疑似或确诊病例的清洁消毒

接诊疑似或确诊病例后的终末清洁消毒、疑似或确诊病例污染物（患者血液、体液、分泌物、呕吐物）处置、医疗废物管理等参照相关规定执行。

第十一节　康复医学科

一、基本要求

1. 科学使用防护用品

（1）根据不同防控岗位进行防护，规范防护用品的穿脱流程。

（2）禁止穿着个人防护装备离开工作区，以避免交叉污染。

2. 加强健康状况管理

（1）实时掌握员工、患者及陪护人员的身体状况，加强康复医疗相关人员体温、呼吸道以及消化道症状的管理。

（2）所有相关人员每日至少监测两次体温，如出现发热、呼吸道症状，应及时报告。

3. 严格落实消毒措施

（1）制定工作服更换、消毒和管理制度并严格执行。

（2）做好环境消毒，包括日常空气、物体表面、地面等的清洁

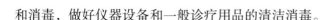

和消毒，做好仪器设备和一般诊疗用品的清洁消毒。

（3）康复诊室、治疗室及病区要保证空气流通，每日至少开窗通风 2 次，每次不少于 30 分钟。

二、管理和流程要求

1. 科学安排康复治疗工作

（1）合理安排治疗，避免病患聚集性接受康复诊疗，如治疗区域不符合防控条件，建议改造后再开展治疗或在院感期间关闭康复治疗区域。

（2）康复门诊诊疗过程中，合理安排候诊区域，做到"一医一诊室一病患"，避免候诊患者集中。

（3）若需陪护人员或家属陪同诊疗，最多允许 1 名陪护人员或家属陪同。

2. 建立合理的工作制度

（1）康复医疗人员避免聚集性交班、办公、交流；合理安排康复治疗排班。

（2）康复医疗人员尽量减少在不同科室、不同病区之间的流动。

3. 做好个人医疗防护

（1）进入康复诊疗区域的医务人员、患者、家属和陪护人员均需佩戴口罩，以避免交叉感染。

（2）康复医疗人员、患者及陪护人员，应严格执行标准预防和手卫生。

（3）每次诊疗前后必须洗手或用速干手消毒剂进行消毒。

4. 认真做好流行病学史调查

在开展康复诊疗前，必须详细询问呼吸道传染病流行病学史、群体活动史，对患者、家属及陪护人员要确认其无相关流行病学史。

5. 加强查房和带教管理

（1）除特殊病情需要外，建议减少床边查房人数，采用科主任/组长和主管医师共同查房模式。

（2）院感期间的临床教学工作，可采用视频等教学模式。

6. 重视康复医疗用品管理

（1）在康复诊疗过程中，尽量使用一次性用品，以减少交叉感染。

（2）开展物理因子治疗和（或）手法治疗时，应选用一次性床单和枕套，"一人一用一更换"；选择专人电极或一次性电极；使用一次性用品（布套、方巾、手套、针具等）隔断患者与机器的直接接触。

（3）对于不能选择一次性电极或使用一次性用品阻断接触的，应在每人次治疗后用酒精棉球进行消毒或用其他合适的消毒方法进行消毒。

7. 分类开展相关康复治疗

（1）普通患者康复治疗方案的选择。

①按有关规定和流程收治病患，运动疗法和作业疗法以患者主动性治疗为主，康复治疗师以指导为主。

②吞咽治疗应减少冰刺激，口腔感觉、摄食训练，以吞咽器官的主动运动训练、辅助手法、吞咽电刺激为主。

③言语训练避免面对面近距离治疗，尽可能借助言语训练软件治疗，构音训练以指导患者构音器官的主动运动、发音训练为主。

④治疗时严格执行标准预防。

⑤院感期间，根据患者病情，进行中医辨证康复，谨慎开展有创治疗如小针刀治疗。

（2）院感疑似或确诊呼吸道传染病患者康复治疗方案的选择。

①对于疑似或确诊呼吸道传染病患者，暂缓进行各项治疗，建

议通过短视频、小册子等方式指导其进行运动、呼吸训练等。

②如必须进行，须在严格防护下酌情实施，并派专人专区负责，避免其再承担其他病区或门诊工作。

8. 规范会诊流程和康复治疗管理

（1）临床相关科室患者如需康复治疗，应严格遵循医院相关流程开具康复会诊医嘱，康复医学科医师经过会诊确定实施康复治疗的必要性，同时判定呼吸道传染病感染风险，制定相应级别的防护措施及康复治疗方案。

（2）治疗师到临床各病区实施床边康复治疗时，应根据风险分级，严格采取相应级别的防护措施。

第十二节　内镜中心

一、患者筛查

（1）高风险区域应暂停非急诊内镜诊疗工作，对于确需急诊内镜诊疗的患者，需先排除呼吸道传染病。

（2）中风险或低风险区域的就诊患者，建议在做好呼吸道传染病筛查的前提下开展消化内镜诊疗工作，先预约后诊疗，诊疗时需携带呼吸道传染病相关检查结果及内镜申请单等。

二、内镜中心合理布局，分区管理

根据具体情况将内镜中心划分为清洁区、潜在污染区和污染区，分区进行管理。严格控制医务人员和患者流向，防止交叉感染。

三、全员掌握防控知识，落实工作人员防护标准

（1）通过各种形式对内镜中心全体工作人员进行培训。呼吸道

传染病院感期间内镜中心进行分级防护。

（2）对于确诊呼吸道传染病的患者或疑似感染者，医务人员在诊疗区应穿戴工作帽、医用防护口罩、工作服、防护服、全面型呼吸防护器（有条件时）、手套（双层）、鞋套、防护靴套，并建议在负压操作间完成操作。

（3）对于已排除呼吸道传染病的患者，医务人员在诊疗区应穿戴工作帽、医用外科口罩、工作服、隔离衣、手套、鞋套。

（4）对于未排查呼吸道传染病的患者，医务人员在诊疗区的防护要求同确诊呼吸道传染病的患者或疑似感染者。

四、内镜及诊疗附件管理和消毒流程

（1）应尽可能选择一次性使用附件，"一人一用一丢弃"。需重复使用的诊疗器械/物品应严格遵循先消毒、再清洗、消毒的原则。

（2）内镜诊疗结束后不在床旁进行预处理（防止气溶胶在空气中过多暴露），内镜及可重复使用的附件放入双层黄色医疗废物袋并密封，专人转运至洗消间。内镜送到洗消间后，立即全部浸泡于浓度为 0.2%～0.35% 的过氧乙酸或有效氯含量为 50～70mg/L 的酸性氧化电解水溶液中消毒（用注射器向内镜各管道内充满消毒液），加盖密闭 5 分钟。之后进行常规清洗、酶洗，清洗液一人一更换，清洗槽和漂洗槽一用一消毒。最后在干燥台干燥，用蓝色运镜袋打包，消毒打包好的内镜放入指定位置备用。

（3）内镜再处理流程参照《软式内镜清洗消毒技术规范》（WS 507—2016）严格执行。

五、环境清洁消毒流程

患者诊疗结束后，诊疗区域应用 500mg/L 含氯消毒剂进行桌面、墙面和地面消毒，所有可能接触的物品（包括内镜主机、操作台、监护仪、电外科工作站等）表面使用 75% 乙醇或消毒湿巾擦拭消毒，保持 30 分钟后再用清水擦拭干净。诊疗间空气交换采用全程新风开放，用空气消毒机或紫外线消毒 30 分钟以上。

六、应急处理流程

对于需急诊内镜但未排查呼吸道传染病的患者，相关科室病房按照预设转运路线将患者转运至内镜中心，内镜中心应设置相对独立的诊疗操作间进行操作，有条件的建议使用负压操作间。诊疗操作间在患者进入之前应做好相关准备工作，患者送至后立即手术，尽量缩短操作时间。手术尽量安排在内镜中心非工作时间，当日内镜手术应尽量减少相关人员，尽可能减少暴露风险。急诊内镜诊疗过程中工作人员的防护级别按确诊患者标准执行。

第十三节　产房

一、感控管理要求

（1）设置隔离产房及隔离待产室，收治急诊、疑似或确诊产妇，接诊的医务人员按规范做好个人防护。

（2）制定产房呼吸道传染病消毒隔离与个人防护制度，相关流程放置在醒目位置，加强培训和演练，确保人人掌握。

（3）储备防护用品，如医用外科/防护口罩、护目镜、防护面屏、隔离衣/防护服、手套、鞋套等物品，存放位置方便可及。

（4）建立产房与产科病房及急诊科工作人员的联系机制，主动询问或告知产妇的流行病学史及是否完成呼吸道传染病的筛查等情况。

（5）未排除呼吸道传染病的产妇生产后，和新生儿一起转入隔离病区缓冲病房观察，排除诊断后方转至普通病房。

（6）呼吸道传染病疑似或确诊产妇所生新生儿，应进行相关病原体检测，排除感染后转至新生儿科。

二、分娩过程的管理

1. 分娩前

（1）产房的准备。

①呼吸道传染病疑似或确诊孕妇安置在隔离产房分娩，并悬挂"呼吸道传染病"标识牌。

②如专用隔离产房内无独立的空气净化系统，应关闭中央空调，配备空气消毒机，消毒方法应遵循产品使用说明书。

（2）物品的准备。

①病区应提前准备好孕妇所需物品，尽量使用电子病历，减少纸质文书。

②产房提前备好分娩所需物品，包括一次性诊疗器械、器具、抢救设施设备及药品等。产房内不需要的物品一律外移，不能移动的物品用保护套覆盖，尽量减少污染范围。

（3）人员的准备。

①医务人员：转运孕妇的医务人员应按要求穿戴工作服、一次性工作帽、一次性乳胶手套、防护服、医用防护口罩、防护面屏或护目镜、工作鞋或鞋套、防水靴套等。

②尽量选择人流量较少的时间段，由专人专车按指定路线转运孕妇。

2. 分娩中

（1）尽量使用一次性诊疗器械/物品。

（2）严格限制产房人数，禁止陪产和人员参观。

（3）指派两名助产士，一名在产房内配合手术，一名在产房外进行必要的传递工作和执行隔离措施。

（4）个人防护：参与生产手术的人员按要求穿戴洗手衣、一次性工作帽、医用防护口罩、一次性医用无菌防护服、一次性医用无菌手套、防护面屏或护目镜、鞋套、防水靴套，外面加穿一次性无菌手术衣。必要时加戴全面型呼吸防护器。

（5）严格遵循无菌操作和安全操作原则，避免职业暴露，如发生锐器伤或血液、体液等喷溅，应参照第七章第三节进行处置。

3. 分娩后

（1）分娩后产妇应在产房观察 2 小时，减少挪动；产房工作人员提前与妇产科病区医务人员联系，按指定路线转运产妇。

（2）婴儿离开产房前应加裹一层清洁包被，由专人专车按指定路线护送至新生儿隔离病室，与新生儿室工作人员做好交接；待排除呼吸道传染病后方可解除隔离。

（3）器械的处理：使用后的可复用器械、器具应双层封闭包装并标明何种呼吸道传染病，由消毒供应中心单独回收处理，按《医疗机构消毒技术规范》中的"朊病毒、气性坏疽和突发不明原因传染病的病原体污染物品"处置。

三、产房终末处理

（1）空气消毒：空气净化系统自净时间≥30 分钟，应适当延长自净时间；无独立空气净化系统的产房应使用空气消毒机消毒；无人条件下可选择过氧乙酸、二氧化氯、过氧化氢等消毒剂，采用超低容量喷雾法进行消毒。

（2）空调净化设备出、回风口及空调通风系统风口：采用湿式清洁，定期清洗过滤网或更换过滤器。

（3）物体表面及地面清洁消毒：物体表面用 500mg/L 含氯消毒剂擦拭，作用 30 分钟后，用清水擦拭；地面使用 500mg/L 含氯消毒剂湿拖，作用 30 分钟后，用清水湿拖。

（4）如有血液、体液等明显污染物时：少量污染物可用一次性吸水材料（如纱布、抹布等）蘸取 1 000mg/L 含氯消毒剂（或能达到高水平消毒的消毒湿巾/干巾）小心移除。大量污染物应使用含吸水成分的消毒粉完全覆盖，或用一次性吸水材料完全覆盖后，用足量的 1 000mg/L 含氯消毒剂浇在吸水材料上，作用 30 分钟以上，再小心清除干净。清除过程中避免接触污染物，清理的污染物按医疗废物集中处置。

（5）孕妇使用后的手术单、床罩等织物集中送洗衣房清洗、消毒，条件许可时可使用一次性织物。

（6）胎盘应置于双层黄色医疗废物袋，分层鹅颈式封口，按病理性废物处置，粘贴医疗废物标识。

四、医务人员术后卫生处置

术后，医务人员应按流程正确脱去防护用品，离开清洁区前应进行个人卫生处置，包括沐浴更衣，清洁口腔、鼻腔和外耳道。

五、消毒效果评价

按《医院消毒卫生标准》（GB 15982—2012）对物体表面、空气和手等消毒效果进行评价。

第十四节 手术室

一、原则

1. 术前筛查

（1）非急诊手术患者：应在术前进行体温监测、流行病学史询问，并在术前完成相关病原体检测。

（2）急诊手术患者：应根据病情进行相应处理，不能因为等待患者检测结果而延误治疗。若患者病情紧急而不能在术前完成呼吸道传染病排查，则按呼吸道传染病疑似病例处置，待病情许可时尽快完成呼吸道传染病排查。

2. 手术安排

（1）对于呼吸道传染病确诊患者或不能排除呼吸道传染病的患者，手术应尽可能安排在负压手术间进行。若无负压手术间，应将患者安置于具有独立净化机组且空间相对独立的手术间，术中关闭层流通风系统并增加手术间的排风，或将患者安置于配有空气消毒设备且空间相对独立的手术间，并关闭中央空调。

（2）不能排除诊断的全麻患者的复苏应安排在手术间内进行。

3. 终末处理

为呼吸道传染病确诊患者或不能排除呼吸道传染病的患者进行急诊手术时，严格遵循无菌操作和安全操作原则，限制手术间内的人员数量及开关门频次，做好充分的术前准备工作。固定一名操作人员在手术间外进行物品传递工作；使用后的可复用器械、器具的清洗与消毒按照本指引相关章节执行。终末处理要点如下：

（1）空气消毒：空气净化系统自净时间至少30分钟，宜适当延长自净时间；无空气净化系统的手术间应使用空气消毒机进行消毒。

（2）空调净化设备出、回风口及空调通风系统风口：采用湿式清洁，定期清洗过滤网或更换过滤器。

（3）物体表面及地面清洁消毒：使用 500mg/L 含氯消毒剂进行物体表面、地面消毒，作用 30 分钟后用清水擦拭干净。

（4）使用后的手术单、床罩等织物，按《医院医用织物洗涤消毒技术规范》处置；手术中产生的废弃人体组织应置于双层黄色医疗废物袋，分层鹅颈式封口，做好标识，按病理性废物处置；产生的医疗废物均应采用双层黄色医疗废物袋，分层鹅颈式封口，做好标识，按要求处置。

4. 工作人员防护要求

（1）为非呼吸道传染病疑似或确诊患者进行择期和限期手术时：手术相关人员穿戴洗手衣、一次性工作帽、医用外科口罩、乳胶手套、护目镜/防护面屏（若有体液喷溅风险时），术者穿无菌手术衣。

（2）为不能排除呼吸道传染病的患者进行手术时：手术相关人员穿戴洗手衣、一次性工作帽、医用防护口罩（或正压式头套）、护目镜/防护面屏、乳胶手套；术者穿防护服，外穿无菌手术衣；非术者穿防护服。

二、具体措施

1. 术前

（1）手术间的准备。

①呼吸道传染病疑似或确诊患者尽量不安排手术，如需手术，建议安置于负压手术间；若无负压手术间，应安置于具有独立空气净化系统的手术间；若手术间无空气净化系统，应安置于配有空气

消毒设备的专用感染手术间,并关闭中央空调。

②手术间悬挂"呼吸道传染病"标识牌。

(2)物品的准备。

①病房应提前准备好患者所需物品,尽量使用电子病历,减少纸质文书。

②手术室提前备好手术所需物品,包括一次性诊疗器械、器具、抢救设施设备及药品等,不需要的物品一律外移,不能移动的物品用保护套覆盖,尽量减少污染范围。

(3)人员的准备。

①患者:病情允许的情况下,应佩戴医用外科口罩。

②医务人员:转运患者的医务人员应按要求穿戴工作服、一次性工作帽、一次性乳胶手套、防护服、医用防护口罩、防护面屏或护目镜、工作鞋或鞋套、防水靴套等。

③尽量选择人流量较少的时间段,由专人专车按指定路线转运患者。

2. 术中

(1)尽量使用一次性诊疗器械/物品。

(2)严格限制手术室人数,禁止人员参观。

(3)指派两名巡回操作人员,一名在手术间内配合手术,一名在手术间外进行必要的传递工作和执行隔离措施。

(4)个人防护:参与手术人员按要求穿戴洗手衣、一次性工作帽、医用防护口罩、一次性医用无菌防护服、一次性医用无菌手套、护目镜/防护面屏、鞋套、防水靴套,外面加穿一次性无菌手术衣。如有气管插管等有可能发生血液、体液喷射或飞溅的操作时,可采用三级防护。

(5)严格遵循无菌操作和安全操作原则,避免职业暴露,如发生锐器伤或血液、体液等喷溅，可参照第七章第三节进行处置。

3. 术后

（1）患者应在手术室复苏，减少挪动；手术室医务人员应提前与病区医务人员联系，按指定路线转运患者。

（2）器械的处理：使用后的可复用器械、物品应双层封闭包装并标明疾病名称，由消毒供应中心单独回收处理，按《医疗机构消毒技术规范》等相关规定进行消毒、灭菌处置。

（3）手术间终末消毒。

①空气消毒：空气净化系统自净时间≥30分钟，应适当延长自净时间；无独立空气净化系统的手术间应使用空气消毒机消毒；无人条件下可选择过氧乙酸、过氧化氢等消毒剂，采用超低容量喷雾法进行消毒。

②空调净化设备出、回风口及空调通风系统风口：采用湿式清洁，定期清洗过滤网或更换过滤器。

③物体表面及地面清洁消毒：手术床、心电监护仪、麻醉机等物体表面使用75%乙醇或消毒湿巾擦拭消毒，作用30分钟后，再用清水擦拭；地面使用500mg/L含氯消毒剂湿拖，作用30分钟后，再用清水湿拖。

④如有血液、体液等明显污染物时：少量污染物可用一次性吸水材料（如纱布、抹布等）蘸取1 000mg/L含氯消毒剂（或能达到高水平消毒的消毒湿巾/干巾）小心移除。大量污染物应使用含吸水成分的消毒粉完全覆盖，或用一次性吸水材料完全覆盖后，用足量的1 000mg/L含氯消毒剂喷洒在吸水材料上，作用30分钟以上，再小心清除干净。清除过程中避免接触污染物，清理的污染物按医疗废物集中处置。

⑤医用织物、医疗废物的处置：

a. 使用后的各类铺单、手术单等按《医院医用织物洗涤消毒技术规范》集中处置。

b. 手术中产生的废弃人体组织应置于双层黄色医疗废物袋，分层鹅颈式封口，做好标识，按病理性废物处置。

c. 手术中产生的医疗废物均应置于双层黄色医疗废物袋，分层鹅颈式封口，做好标识，按感染性医疗废物处置。

d. 锐器置入锐器盒，按损伤性废物处置。

4. 医务人员术后卫生处置

术后，医务人员应按流程正确脱去防护用品，离开清洁区前应进行个人卫生处置，包括沐浴更衣，清洁口腔、鼻腔和外耳道。

5. 消毒效果评价

按《医院消毒卫生标准》对物体表面、空气和手等消毒效果进行评价。

第十五节　检验科

一、环境布局

（1）检验科应自成一区，微生物学检验应与其他检验分区设置；微生物学实验室设于检验科的尽端。

（2）PCR 实验室分试剂准备区、标本制备区、核酸扩增区、产物分析区，各区均宜设置独立缓冲间。

（3）空气流向：PCR 实验室空气流向必须严格遵循单一方向原则，即只能是：试剂准备区→标本制备区→核酸扩增区→产物分析区。

二、标本处理

（1）标本采集后应由专人尽快密闭送往实验室，如需长途运输，需用专用转运箱转运。

咽（鼻）拭子采集流程（参考）见图 3 - 2：

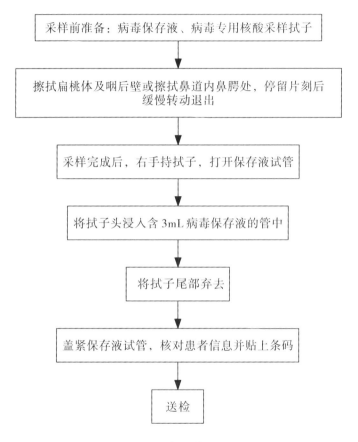

图 3 - 2　咽（鼻）拭子采集流程

（2）普通标本与 PCR 实验室的标本应分开接收，应设置专用窗口接收疑似或确诊呼吸道传染病患者标本，由专人负责标本的接收、管理、检测及处置工作。

（3）PCR 标本的检测应在生物安全二级实验室生物安全柜内进行，标本离心结束静止 10 分钟后再打开，并用 75% 乙醇喷雾消毒，

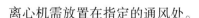

离心机需放置在指定的通风处。

（4）废弃的标本应经高压蒸汽灭菌无害化处理后按呼吸道传染病患者感染性废物处置。

三、个人防护

建议检测人员至少穿戴工作服、一次性工作帽、双层手套、防护服、医用防护口罩、防护面屏或护目镜、工作鞋或胶靴、防水靴套。必要时，可加穿防水围裙或防水隔离衣。

四、清洁消毒

（1）生物安全柜的消毒：每批次标本检测完毕后立即使用75%乙醇进行擦拭消毒。

（2）仪器设备的清洁消毒：每批次标本检测完毕后应用75%乙醇或消毒湿巾擦拭消毒。

（3）物体表面用75%乙醇或消毒湿巾擦拭消毒，顺序为由上而下、由内到外、由洁到污；地面用500mg/L含氯消毒剂湿拖，30分钟后用清水湿拖，每日至少2次。抹布、拖把等清洁工具标识清晰，分区使用。

五、标本泄漏后的处理

（1）实验室应制定有关处理含微生物的物品泄漏事故的措施和流程。

（2）使用2 000mg/L含氯消毒剂对污染区域进行覆盖，消毒时间≥30分钟，并保持实验室空间密闭，避免污染物扩散。

六、规范处理医疗废物

按有关规定进行处置。

七、检验科工作人员卫生处置

检验科工作人员下班后应按流程正确脱去防护用品，离开清洁区前应进行个人卫生处置，包括沐浴更衣，清洁口腔、鼻腔和外耳道。

第十六节　医技科室

一、基本要求

1. 科室与医务人员管理

（1）医务人员的防护应按照国家卫生健康委员会印发的相关指引执行。床旁检查操作人员应遵循区域岗位防护规定。

（2）医务人员日常工作时应严格落实标准预防措施，强化飞沫传播、接触传播及空气传播的感染防控意识，根据所在区域及岗位正确选择和佩戴防护用品，做好手卫生。必要时应及时升级防护级别。

（3）医务人员应严格遵守区域岗位防护规定，禁止穿戴防护服、隔离衣、护目镜、防护面屏、手套、鞋套等防护用品离开相应诊疗区域（转运可疑/疑似/确诊病例除外）。

2. 患者就诊管理

（1）宜实施非急诊全面预约就诊。各科室应设置预检分诊处，对患者及陪同人员进行预检分诊及体温检测，体温≥37.3℃时不得进入，并引导其前往发热门诊就诊。

（2）有条件的医院，住院患者与门诊患者应分室进行检查，不具备分室条件时应分时段进行检查。

（3）应控制诊疗区域人员数量。候诊区域应设醒目一米间隔线，落实"一米线等候"措施，座位应设置醒目间隔就座标识。加强宣教，及时疏导，避免人员聚集。

（4）检查室应执行"一室一患"。患者应全程佩戴符合国家要求的无呼气阀口罩。

（5）检查过程中发现可疑呼吸道传染病病例后，安排专人按指定路线将其引导至发热门诊，医务人员做好防护。检查室按要求消毒后方可诊查下一位患者。

3. 空气及环境物体表面清洁消毒

空气及环境物体表面清洁消毒按照相关规定执行。加强检查室通风换气及空气消毒，通风不良的检查室宜使用可人机共处的空气消毒机，不具备条件时应使用紫外线辐照消毒（室内无人状态下）。

4. 医用织物与医疗废物管理

（1）医用织物及医疗废物按照相关规定执行。

（2）可疑呼吸道传染病病例检查时宜使用一次性诊查床单。

（3）可疑病例产生的所有垃圾均按照国家卫生健康委员会发布的指引处理。

二、重点医技科室防控要求

1. 发热门诊放射科防控要求

（1）空气及环境物体表面清洁消毒：空气及环境物体表面清洁消毒按照相关规定执行。检查间应使用紫外线辐照消毒（室内无人状态下）。有条件时宜使用可人机共处的空气消毒机加强消毒；环境物体表面应使用500mg/L含氯消毒剂擦拭消毒，不耐腐蚀的设备表面可使用75%乙醇擦拭消毒，遇污染随时消毒；仪器设备直接接触患者的部位应"一患一消毒"或使用一次性屏障保护覆盖物；疑似或确诊呼吸道传染病病例检查后，对检查室进行终末消毒。终末消毒按照相关规定执行。

（2）医疗废物管理：不能排除呼吸道传染病的患者产生的所有医疗废物和生活垃圾按照国家卫生健康委员会发布的指引处理。

2. 检验科核酸检测实验室防控要求

检验科核酸检测实验室防控要求按照国家行业规范相关标准执行。

3. 病理科接收可疑病例标本防控要求

（1）可疑病例标本的转运：可疑病例标本放入专用标本袋，标本袋放置在带有生物安全警告标识的密封转运箱内进行转运。

（2）可疑病例标本的接收：应在生物安全二级以上实验室进行，医务人员采取三级防护。

（3）人员防护：在病理科日常工作分区的基础上，进一步对不同来源的标本的走向途径进行分区、标识，便于工作人员采取相应等级的防护措施。从事细胞学检查、冷冻快速制样、常规组织取材、分子病理核酸检测、前台接待及报告发放的工作人员，应穿戴工作服、一次性工作帽、医用防护口罩等防护用品；进行存在液体喷溅可能的操作时，可加戴护目镜/防护面屏，一旦受到污染应及时更换。其他人员，应穿戴工作服、一次性工作帽、医用外科口罩等防护用品。

（4）空气及环境物体表面清洁消毒按照本指引相关章节执行，加强生物安全柜的清洁消毒，生物安全柜内可使用75%乙醇或其他有效消毒剂擦拭消毒。

（5）医疗废物处理按照本指引相关章节执行。

第十七节　救护车转诊转运

一、转运人员的防护要求

（1）转运人员（含医务人员、司机、家属）做好个人防护，根据暴露风险级别佩戴一次性外科口罩/医用防护口罩、穿隔离衣/防护服等。

（2）如患者病情允许应戴医用外科口罩，并告知其咳嗽礼仪和手卫生知识（咳嗽或者打喷嚏时用纸巾遮掩口鼻，在接触呼吸道分泌物后应使用流动水洗手）。

二、救护车消毒相关用品的配备

配备消毒相关用品，包括但不限于含氯消毒剂、75%乙醇、医疗废物盛装容器、锐器盒、消毒纸巾等，随身携带手消毒剂。

三、救护车的终末消毒

（1）用1 000mg/L含氯消毒剂喷洒车内表面，关闭车门窗，人离开，作用60分钟。

（2）重点污染部位、物品、物体表面等采用1 000mg/L含氯消毒剂（或其他高效消毒剂）消毒处理，不耐腐蚀的仪器设备用75%乙醇擦拭，作用30分钟。

（3）消毒后用清水擦拭干净。

（4）空气消毒：物表、物品清洁消毒后，打开门窗通风，再用紫外线对空气消毒30分钟，消毒完毕、充分通风后方可使用。

四、医疗废物处置

（1）使用双层黄色医疗废物袋盛装，分层鹅颈式封口，外贴标签注明科室、日期、疾病名称，离开时用 1 000mg/L 含氯消毒剂均匀喷洒袋子表面或再加一个医疗废物袋，置于专用转运箱密封保存。

（2）转运至专用医疗废物贮存点。

五、转运人员转运后的清洁卫生

到指定地点脱隔离衣/防护服，洗澡，做好个人清洁卫生。

六、救护车转运原则

（1）救护车终末消毒后，驶入清洁停车场备用。

（2）可重复使用的医疗器具用后应进行彻底清洁、消毒或灭菌。

第十八节　行政办公区

一、空调管理

定期对运行的通风系统的过滤器、风口、空气处理机组、表冷器、加热（湿）器、冷凝水盘等部件进行清洗、消毒或更换。

二、人员管理

（1）非工作人员禁止进入行政办公区域。

（2）每日进行体温检测，有发热、呼吸道症状的工作人员建议暂停工作。

（3）工作人员佩戴医用口罩/医用外科口罩。

（4）应加强呼吸道传染病防控知识的培训，做好个人防护。

（5）合理安排工作，减少进入医疗区域的频次，并按照各医疗区域要求正确穿戴防护用品。

（6）建议采用视频会议，避免人员聚集，如需线下会议，参会人员应正确佩戴医用口罩/医用外科口罩。

（7）不得穿白大褂、隔离衣等工作服进入行政办公区域。

（8）从医疗区域返回，需更换干净口罩，进行手卫生，方可进入行政办公区域。

（9）下班时用流动水洗手，更换口罩。

三、环境卫生管理

（1）办公室桌面、台面的清洁：无污染时用清水擦拭，有污染时用 75% 乙醇或 500mg/L 含氯消毒剂擦拭消毒，建议由工作人员执行。

（2）地面的清洁：用 500mg/L 含氯消毒剂湿拖，作用 30 分钟后，用清水湿拖，一天 1 次，由保洁人员完成。

（3）垃圾入桶，丢弃的口罩折叠后丢进垃圾桶。

四、个人卫生

以"慎独"精神做好个人清洁卫生，践行"人人都是感控实践者"的理念。

第四章

感染性病原体职业暴露预防、处置及上报制度

一、目的

防范医务人员感染性病原体职业暴露是医院感染预防与控制的重要工作内容，为切实做好医务人员感染性病原体职业暴露预防、处置及上报工作，保障医务人员职业安全，应根据《国家卫生健康委办公厅关于进一步加强医疗机构感染预防与控制工作的通知》（国卫办医函〔2019〕480 号）的要求，结合医院实际，制定相关制度。

二、标准

1. 预防

（1）标准预防。

定义：标准预防是针对医院所有患者和医务人员，认定患者的血液、体液、分泌物、排泄物等均具有传染性，接触时必须采取防护措施。

基本措施：包括手卫生，穿戴手套、隔离衣、口罩、护目镜或防护面屏，安全注射等。

（2）额外防护。

在标准预防的基础上，按感染性病原体传播途径，如呼吸道传

播、血液体液传播及接触传播等，采取有针对性的额外防护措施。

（3）预防是职业暴露的最佳处置方式。

①物理预防措施：包括保持社交距离，佩戴口罩，注意咳嗽礼仪、手卫生、环境清洁与消毒，通风，使用负压病房，早期发现和隔离患者等。

②暴露前后的预防措施：暴露前注射疫苗，暴露后预防性使用药物和血清抗体阻断发病等。

2. 处置

（1）暴露风险划分。

①高风险暴露。

a. 呼吸道暴露：缺乏呼吸道防护措施，呼吸道防护措施被破坏（如口罩潮湿、漏气、脱落）或使用无效呼吸道防护措施（如使用不符合规范要求的口罩）时与确诊病例或无症状感染者密切接触。

b. 黏膜暴露：被确诊病例或无症状感染者的体液、血液、分泌物或排泄物等污物直接污染或被环境污染的手接触黏膜（如眼睛、口鼻等）。

c. 破损皮肤暴露：被肉眼可见的确诊病例或无症状感染者的体液、血液、分泌物或排泄物等污物直接污染破损皮肤。

d. 锐器伤：被沾有确诊患者或无症状感染者的体液、血液、分泌物或排泄物等污物的锐器损伤。

②低风险暴露。

a. 完整皮肤暴露：被肉眼可见的确诊病例或无症状感染者的体液、血液、分泌物或排泄物等污物直接污染完整皮肤。

b. 手套破损：手套破损露出皮肤，污物直接接触皮肤。

c. 外层防护用品接触完整皮肤或头发：主要是脱防护用品时，外层污染的防护用品接触皮肤或头发。

d. 防护服破损：防护服破损，污物直接接触皮肤。

③其他因素。

a. 传播途径：经呼吸道传播的感染性疾病呼吸道暴露风险最高，血液、体液暴露及皮肤暴露风险较低；经血液、体液传播的感染性疾病血液、体液暴露风险最高，且须同时考虑经血传播其他疾病的风险。

b. 暴露源：若暴露源患者被确定为烈性传染病则感染风险较高；暴露时所处环境为隔离病房、发热门诊或隔离留观室，且有烈性传染病患者存在时感染风险较高，否则风险较低。

（2）职业暴露紧急处置。

①呼吸道暴露时的紧急处置。

发生呼吸道暴露后应尽快脱离暴露现场，若有条件立即佩戴合格口罩脱离暴露现场。

"甲类管理"的传染病按国家相关规定执行，参照国家甲类感染呼吸道暴露后的后续处理：

a. 指定隔离点单间隔离，暴露者佩戴口罩。评估为高风险暴露，且无临床症状的，在隔离第 1 天、第 7 天和第 14 天分别进行病毒检测。

b. 高风险暴露，且有发热、干咳、咽痛、乏力等临床症状的，及时进行"1＋3"排查，即开展病毒检测，进行血清抗体检测、影像学检查和血常规检测。期间若确诊，第一时间转送至定点救治医院。

c. 暴露源患者诊断尚未明确的应尽快明确诊断，若暴露源患者排除病毒感染，暴露者可解除隔离。

②血液、体液暴露时的紧急处置。

发生针刺伤时，先就近脱去手套，从近心端向远心端轻柔挤压出受伤部位的血液，使用流动水冲洗，用75%乙醇或碘伏消毒刺伤部位，包扎伤口后戴清洁手套，然后按血液、体液暴露常规处理。发生黏膜暴露时，用大量生理盐水冲洗或0.05%碘伏冲洗消毒。

③皮肤暴露时的紧急处置。

发生血液、体液喷溅污染皮肤、黏膜时，即刻至潜在污染区用清水彻底清洗干净，用75%乙醇或碘伏擦拭消毒，再用清水清洗干净。护目镜、防护面屏或口罩被污染时，即刻至潜在污染区及时更换；污染眼部、口腔时，即刻至潜在污染区用大量清水/生理盐水彻底清洗。防护服、隔离衣、手套等被污染时，及时至缓冲间更换。

（3）职业暴露的诊断和治疗。

普通感染性病原体职业暴露，在感染性疾病科专科医生处就诊，首诊医生负责制，走职业暴露门诊绿色通道流程。

相关病毒感染等"甲类管理"的传染病由医务部组织专家评估暴露风险及给出处理意见，根据专家评估意见完善检查，按相应流程处理。

3. 报告管理体系与流程

（1）发生职业暴露，立即报告科室负责人，填写科室职业暴露登记本。

（2）科室感控员在院感信息监控系统"新职业防护"栏上报，相关资料交院感部备案，院感部审核确认并追踪。

（3）若是"甲类管理"的传染病，按要求填写纸质的工作人员职业暴露登记表上报，同时报告医务部，医务部组织专家对"甲类管理"的烈性传染病进行暴露风险评估和提出处理意见。根据专家评估意见完善检查、处理，判定为密切接触者按相应流程处理。

（4）暴露后的追踪和总结报告：对发生感染性病原体职业暴露的医务人员进行暴露后评估、处置和随访，严格按照相关防护要求采取检测、预防用药等应对处置措施。

（5）如暴露者为法定传染病阳性暴露，按要求填写传染病报告卡。

4. 管理主体及职责

（1）临床、医技科室为感染性病原体职业暴露的主体责任部门，负责本科室暴露者的管理，接受职能部门的指导。

（2）医务部、护理部和后勤保障部分别为医生（含医技）、操作人员和工勤人员感染性病原体职业暴露的主管部门。

（3）医院感染管理部为感染性病原体职业暴露的监管部门，职责如下：

①负责感染性病原体职业暴露制度的制定和修订。

②负责暴露者的追踪管理。

③定期撰写分析报告，提出指导性建议，督促还原场景演练及存在问题的持续改进。

5. 设备设施和个人防护用品的保障

根据防控实践的需要，医院需为医务人员提供数量充足、符合规范要求的用于防范感染性病原体职业暴露风险的设备设施、个人防护用品，以及其他支持、保障措施。

6. 培训教育及相关应急演练

（1）组织医务人员开展职业暴露处置的培训和演练，使医务人员在实际工作中能最大限度地避免职业暴露的危险。

（2）发生职业暴露后，进行还原场景的演练：

①发生职业暴露的科室，需进行还原场景演练，科主任、操作人员必须参加，全科工作人员参与，以达到举一反三的目的。

②针对存在的问题，制定新的制度或优化流程，遵照 PDCA 的理念持续改进，形成闭环管理。

7. 疫苗接种管理制度

建立并执行预防感染性病原体职业暴露相关医务人员疫苗接种管理制度。

三、感染性病原体职业暴露处置流程（见图 4 - 1）

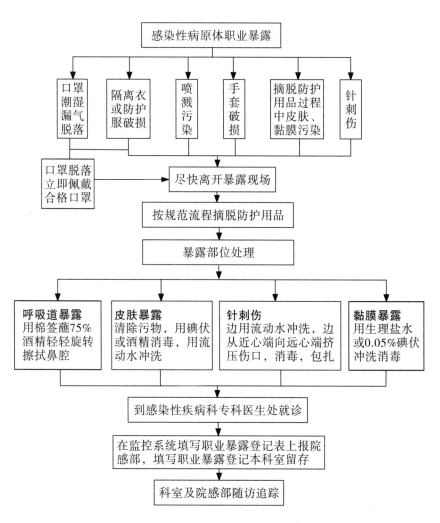

图 4 - 1　感染性病原体职业暴露处置流程

第五章

应急预案

20 世纪 70 年代，英国率先在国家层面提出应急预案的概念，此后，预案研究日益受到各国的重视。2003 年"非典"以后，国内的应急预案逐步建立体系，主要包括预防准备、监测预警、处置救援和恢复重建等几大流程。应急预案是危机管理的核心环节，因此，制定完善的预案体系，可迅速、有效应对呼吸道传染病的医院聚集性暴发。

第一节　呼吸道传染病医院感染事件应急处置预案

为预防和控制呼吸道传染病医院感染事件，保障患者和医务人员的安全，医疗机构应根据《中华人民共和国传染病防治法》《突发公共卫生事件应急条例》《医院感染管理办法》等法律法规，结合医院实际，制定应急预案。

一、建立组织体系，明确职责

（1）医院感染应急处置领导小组。

职责：制订医院感染应急处置方案，指挥、协调、组织各相关科室和部门，保障人力、物力、财力支持，确保各项防控措施的落实。

（2）医院感染救治专家小组（医疗救治系统）。

职责：负责医院感染病例的诊断、救治，患者转诊和运送途中的医疗监护；对高危人群进行筛检，确定医学观察人员；对进一步加强应急救治提出建议。

（3）医院感染控制小组（监测预警系统、医院感染控制督导系统）。

职责：开展医院感染病例的流行病学调查，确定感染病例的分布情况；制定防控措施并督导落实；指导医务人员个人防护；收集现场信息，对事件进行分析、评估、总结，制定防范措施。

二、应急处置步骤

1. 预警

出现 1 例及以上呼吸道传染病医院感染病例时，由医院感染应急处置领导小组及时发布预警，立即启动应急预案；相关部门联系疾病预防控制中心协助进行流行病学调查。

2. 流行病学调查

（1）初步了解现场基本信息，包括发病地点、感染患者人数、感染患者人群特征、感染时间、可疑传染源、可疑传播方式或途径、感染的严重程度等，做好调查人员及物资准备。

（2）分析医院感染病例的发病特点，结合病例的临床症状、体征及实验室检查，核实病例诊断，开展预调查，明确传染源和传播方式。

（3）确定调查范围，开展病例搜索，进行个案调查。具体方法如下：

①确定调查范围，内容包括：时间、地点、人群分布特征，流行病学史，临床表现和（或）实验室检查结果等。

②通过查阅病历资料、实验室检查结果等各种信息化监测资料以及临床访谈、报告等进行病例搜索。

③开展病例个案调查，获得病例的发病经过、诊治过程等详细信息；填写呼吸道传染病医院感染病例上报表。

（4）综合分析临床、实验室及流行病学特征，结合医院感染发病的相关知识与经验，可采取分析流行病学（如病例对照研究）和分子流行病学的研究方法，查找传染源及传播途径。

3. 报告

（1）医院感染的报告：当出现医院感染病例时，本科室医院感染控制小组负责人应立即报告医院感染控制部门。

（2）经调查证实发生医院感染病例时，应当按照呼吸道传染病上报要求进行报告。

4. 感染控制和预防措施

（1）积极救治感染患者，对其他可能的感染患者要做到早发现、早报告、早隔离、早诊断、早治疗，做好消毒隔离工作。

（2）对与感染患者密切接触的其他患者、医院工作人员、陪护人员、探视人员等按要求进行医学观察。

（3）根据相关呼吸道传染病感控文件精神要求实施防控措施。

5. 评价控制措施的效果

（1）一周内不继续发生医院感染病例，说明已采取的控制措施有效。

（2）若医院感染病例持续发生，应分析控制措施无效的原因，评估可能导致感染的其他危险因素，并调整控制措施。

三、医院感染应急响应与终止

1. 医院感染应急响应

（1）核实医院感染流行及发展趋势，并立即报告医院感染应急处置领导小组。

（2）医院感染应急处置领导小组组织医院感染救治专家小组、医院感染控制小组成员召开会议，研究并制订医院感染患者的救治方案、医院感染控制方案等。

（3）积极进行流行病学调查，查找传染源、传播途径及感染因素；同时采取医院感染控制措施，防止传染源传播和感染范围扩大。

（4）密切关注医院感染发展趋势，调查每日新发病例，观察密切接触者，评估医院感染控制措施的效果，进行总结并向相关上级汇报。

（5）解除响应，总结经验。

2. 医院感染应急响应终止条件

（1）医院感染事件的隐患或相关危险因素被消除。

（2）最后一例医院感染病例发生后，经过最长潜伏期无新的病例出现。

四、事件评估、总结

根据国家相关文件精神及本医疗机构制定的医院感染暴发报告及处置管理规范进行总结与报告。

五、医院感染应急处置工作流程（见图5-1）

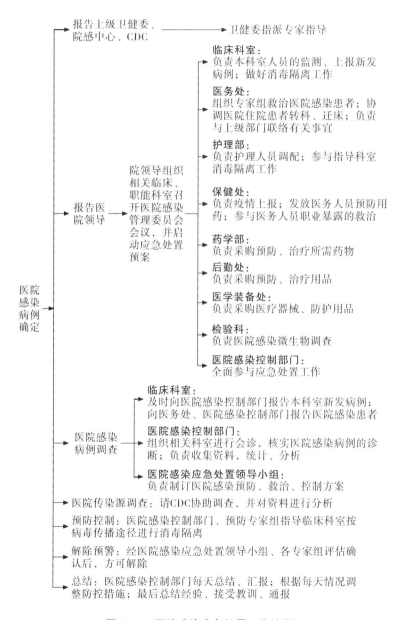

图5-1　医院感染应急处置工作流程

第二节 医疗废物意外事故应急处置预案

一、建立医疗废物意外事故应急组织体系

（1）组建应急处置领导小组，制订医疗废物意外事故应急处置方案，负责事故处理的组织、指挥和协调工作。

（2）成立事故现场调查组、安全保卫组、医疗救护组、现场处理组、后勤保障组。

二、医疗废物流失、泄漏、扩散等意外事故报告程序

（1）工作人员发现医疗废物流失、泄漏、扩散时应立即上报后勤保障部门或医院感染控制部门。

（2）后勤保障部门、医院感染控制部门接到报告后，立即向医疗废物意外事故应急处置领导小组报告，同时对污染现场进行封锁。

（3）应急处置领导小组立即通报事故现场调查组、安全保卫组、医疗救护组、现场处理组、后勤保障组组长，同时启动本预案。

（4）发生医疗废物流失、泄漏、扩散等意外事故时，医院应立即向上级卫生行政部门和上级环保部门报告。

三、医疗废物流失、泄漏、扩散等意外事故预防及紧急处理措施

（1）严格按照呼吸道传染病医疗废物处置相关要求，预防医疗废物流失、泄漏、扩散。

（2）事故现场调查组确定流失、泄漏、扩散的医疗废物的类别、

数量、发生时间、影响范围及严重程度。

（3）如有人员伤亡，医疗救护组应及时对伤员进行急救。如出现死亡，参照本指引相关内容进行处置。

（4）安全保卫组做好现场秩序维护，避免非工作人员进入污染区域。

（5）现场处理组应立即划定污染区域，进行封锁，以防污染扩大，并采取适当的安全处置措施，对泄漏及受污染的区域、物品进行清洁消毒或者其他无害化处理。

（6）对污染区域进行消毒处理时，应当尽可能减少对患者、医务人员、其他现场人员及环境的影响。消毒工作从污染最轻区域向污染最严重区域进行，对所有使用过的工具也应当进行消毒。

（7）工作人员应当在做好个人防护后进行工作。

（8）当工作人员发生职业暴露时，医疗救护组应根据损伤程度进行评估，采取相应的预防治疗措施。

四、总结汇报

处理工作结束后，领导小组应对事件的调查处理结果进行分析总结，将调查结果向全院通报，并制定有效的防范措施，预防类似事件发生，同时将调查处理总结向上级卫生行政部门和上级环保部门报告。

五、责任追究

对造成医疗废物流失、泄漏、扩散等意外事故的责任人，视情节严重程度进行相应的处罚；构成犯罪的，依法追究刑事责任。

第三节　可复用诊疗器械/物品的消毒和灭菌处置

一、处置原则

1. 基本原则

（1）尽量使用一次性诊疗器械/物品，一次性诊疗器械/物品做到"一人一用一丢弃"，按特殊感染废物处置。

（2）院感期间，发热门诊、隔离病区等科室可复用的诊疗器械/物品，先在科室预处理，步骤如下：

①用 1 000mg/L 含氯消毒剂浸泡 30 分钟。

②浸泡消毒后，用黄色医疗废物袋双层包装（保持湿润状态），写上感染源名称，通知消毒供应中心。

③等待消毒供应中心专人收取，做好交接。

（3）消毒供应中心接到科室回收电话，派专人按照指定路线密闭式回收，回收的诊疗器械/物品应立即处置。

2. 个人防护

工作人员遵循标准预防的原则，做好职业安全防护，加强气溶胶传播的防护措施：

（1）回收及清洗人员负责处理的可复用器械类别及科室应相对固定，回收和清洗处理由专人操作完成，同时减少与其他人的接触。回收及清洗前应检查隔离防护装备。

（2）防护用品：根据不同的暴露风险穿戴一次性工作帽、一次性外科口罩/医用防护口罩、双层乳胶手套、工作服/防渗透隔离衣、防水鞋或靴套等。

（3）手工清洗器械，应尽量在水面下进行，避免产生气溶胶。

（4）工作人员如发生职业暴露，按职业暴露处置流程处置，立即报告医院管理部门，按要求隔离观察。

3. 环境的清洁消毒

（1）发热门诊、隔离病区的工作人员收集可复用诊疗器械/物品时，在离开污染区前应当对包装袋表面采用1 000mg/L含氯消毒剂喷洒消毒（注意喷洒均匀），然后在其外面加套一层医疗废物包装袋，再与消毒供应中心回收人员进行交接。

（2）去污区应设处理专区，明确标识，清洗工具实行专用，用后及时对清洗工具、地面、空气等进行消毒处理。

（3）医疗废物采用双层黄色医疗废物袋分层鹅颈式扎口密封，外面标注疾病名称，通知相关部门及时回收。

4. 消毒剂的选择原则

依据国家《消毒剂使用指南》，结合使用有效、方便的原则进行选择：

（1）醇类消毒剂：适用于手和皮肤消毒，也可用于较小物体表面的消毒和不耐腐蚀的精密贵重器械表面的擦拭消毒。使用时要远离火源。不宜用于脂溶性物体表面的消毒，不可用于空气消毒。

（2）含氯消毒剂：为消毒供应中心常用的消毒剂，物体表面消毒时，使用500mg/L含氯消毒剂；污染器械消毒时，使用1 000mg/L含氯消毒剂。注意含氯消毒剂对金属的腐蚀作用，对织物的漂白和褪色作用。严格按产品说明书使用范围、方法、有效期等使用。

二、处置流程

1. 回收前准备

（1）操作人员个人穿戴防护：一次性工作帽、医用防护口罩、防水防护服、双层乳胶手套和上下分体工作服。

（2）辅助操作员个人穿戴防护：一次性工作帽、医用防护口罩、防护面屏、防水防护服、双层乳胶手套和上下分体工作服，把专用特殊感染浸泡桶及双层黄色医疗废物袋放在全自动清洗消毒机前的地面上，并粘贴标签，标签上注明医院、日期、疾病名称；专用特殊感染密闭回收箱里放黄色医疗废物袋、乳胶手套、鞋套等，并将专用特殊感染密闭回收箱放在专用特殊感染转运车上，然后放在污物通道。

2. 回收

（1）操作人员推专用特殊感染转运车到感染科污染区。

（2）查看双层黄色医疗废物袋外标识的呼吸道传染病等特殊感染的名称、日期后，外面再加一层黄色医疗废物袋，将袋子放入专用特殊感染密闭回收箱，脱去鞋套、外层乳胶手套，手消毒，然后佩戴外科手套。

（3）推专用特殊感染转运车到电梯口，由辅助员按电梯，运回消毒供应中心。

3. 处置

（1）处置原则。

①个人防护：操作人员穿戴一次性工作帽、医用防护口罩、防护面屏、防渗透隔离衣/防护服、乳胶手套等。

②器械浸泡：先用1 000mg/L含氯消毒剂浸泡消毒30分钟。

③清洗消毒：浸泡后，按照一般器械处理流程清洗、消毒、漂洗、干燥、包装。

④清洗器具和个人防护用品的处理：器械处理完成后，立即消毒清洗器具，更换个人防护用品，并立即进行手卫生和手消毒。

⑤灭菌：采用压力蒸汽锅灭菌。

（2）处置流程。

①操作人员回到消毒供应中心去污区，把专用特殊感染密闭回收箱直接放在指定的全自动清洗消毒机前的地面上，并把专用特殊感染密闭回收箱盖放在旁边的地上，由辅助员把指定的全自动清洗消毒机前门打开，传递清洗篮筐给操作人员，由操作人员取出耐湿热的器械摆放在清洗篮筐内，并把所有器械关节打开，器皿开口朝下，3~4 个篮筐整齐摆放好后直接装入指定的全自动清洗消毒机内，辅助员关前门、选择程序 1（手术器械）AO 值≥3 000、启动，观察设备运行情况；操作人员立即把回收的黄色袋子丢入双层黄色医疗废物袋。

②操作人员立即脱掉外层手套，并将其丢入双层黄色医疗废物袋，辅助员立即用 1 000mg/L 含氯消毒剂喷洒袋内的物品，操作人员进行鹅颈式封口，辅助员再次用 1 000mg/L 含氯消毒剂喷洒第一层废物袋，操作人员再次进行鹅颈式封口，并将废物袋放入清洁工具旁边的专用呼吸道传染病等特殊感染医疗废物桶，被污染的地面立即用 1 000mg/L 含氯消毒剂拖 2 次（用污物区拖把），全自动清洗消毒机前门及屏幕用 75% 乙醇擦拭消毒 2 次，专用特殊感染转运车用 1 000mg/L 含氯消毒剂擦拭 2 次，回收箱用 1 000mg/L 含氯消毒剂浸泡 30 分钟后常规清洗晾干。

③器械清洗消毒结束后，辅助员再次确认器械程序及 AO 值是否≥3 000，并粘贴物理测试纸、记录、注明疾病名称，器械再按照常规清洗流程清洗、消毒、包装及灭菌备用。

三、终末处置

（1）处置专区的台面、地面、设备与其他设施表面：采用 1 000mg/L 含氯消毒剂擦拭消毒 2 次，不耐腐蚀的物体表面采用 75% 乙醇溶液擦拭消毒。

（2）清洗槽和清洗工具：采用1 000mg/L含氯消毒剂浸泡30分钟，流动水下冲洗后擦拭，干燥存放。耐湿热的清洗工具可采用机械清洗消毒。

（3）上述设备设施及地面清洁、消毒后，进行空气消毒，消毒完毕充分通风。

四、医疗废物的处置

（1）公布和张贴后勤保障部和保洁公司负责人电话。

（2）电话通知医疗废物转运人员到消毒供应中心回收医疗废物，进行交接，填写相关登记表，包括医疗废物的分类、计数重量，双方签名确认。

第四节　呼吸道传染病应急处置预案

一、医院应急处置架构

医院院感防控领导小组统筹领导全院常态化院感防控工作，定期分析研判医院院感形势，动态调整应急响应级别、防控策略和重大防控政策，及时处理相关重大问题。各工作小组履职尽职，牵头部门要切实落实统筹协调责任，各科室要各尽其责、各司其职、密切配合。

医院院感防控办公室在应急响应期间集中办公，平急结合。发生院感时，医院院感防控领导小组、应急办和院感部联合行动，同时赶赴现场、同时开展调查、同时处置院感，落实传染源管控、传播途径切断、风险人群排查等各项防控措施。院感处置时，每天召开处置工作汇报会，汇总整理各工作组信息并报上级院感防控领导小组及相关上级主管部门。

二、应急处置启动

1. 病例发现

（1）本地病例/无症状感染者发现途径：医疗卫生机构（含第三方检测机构）等监测发现；密切接触者或密接的密接医学观察发现；重点人群搜索排查发现；追踪排查外地通报发现等。

（2）本地聚集性疫情起因：散发病例/无症状感染者引发家庭内或社区传播；群体暴露引发传播（如：冷冻肉加工厂、餐饮娱乐场所、大型会展集会等密闭场所特定条件和环境下的暴露）。

2. 疫情报告

（1）传染病报告：如发现本地感染个案相关病毒检测阳性，应立即报告所属地区卫健局、疾病预防控制中心，并将病例转运至定点收治医院。

（2）突发公共卫生事件报告：任何医务人员发现本地疫情，应立即上报医院院感防控办公室。医院院感防控办公室在接到院感事件报告后，应尽快核实院感事件，报告当地疾病预防控制中心，由疾病预防控制中心通过"突发公共卫生事件报告系统"进行网络直报，不得迟报、漏报、谎报或瞒报。

3. 快速响应

医院院感防控办公室接到本地疫情报告时，应快速启动指挥体系。

（1）联合响应。

院感出现后，医院院感防控领导小组立即组织开展调查、处理，成立联合工作组。

联合工作组由领导小组，医疗业务专家组，院感防控及疫情报告组，后勤保障组，药物供应组，宣传教育组，健康管理组，员工身心健康服务组，医院感控督导组，预检分诊与陪护、探视管控组，核酸检测管控组组成。工作组要指定专人负责信息报送工作，并与上级防控指挥办疫情防控组对接，视情况请求上级支援。

（2）现场指挥。

涉及1例病例的院感由医务部主任担任现场指挥长，涉及2例及以上病例的院感由分管院长担任现场指挥长，调动资源和部署防控工作。现场指挥长每天召集联合工作组开会，研究院感发展态势，评估采取措施的效果，制订下一步工作计划，并及时向上级报告工作进展。

（3）信息发布。

①疫情发布：在启动应急处置时，按照"公开透明、实事求是、适时适度"的原则，及时做好疫情信息发布的相关工作安排。院感期间，所有与院感相关的信息发布前都要经过医院院感防控领导小组审定，由宣传教育组统一发布。

②疫情上报：发现本院感染病例或聚集性疫情后，医院疫情防控领导小组应及时将疫情信息上报上级主管部门。

4. 人员管控

按照"快速处置、精准管控、边调查边管控"的原则和确诊或疑似病例、密切接触者及密接的密接、一般接触者三层排查机制要求，初步评估判定院感防控的重点区域和重点人群，第一时间采取人员管控措施，后续根据调查进展及时调整工作。

（1）确诊或疑似病例：集中隔离救治。

确诊或疑似病例的治疗：每日更新诊疗信息，通过院感信息共享机制进行管理；病例治愈出院要完成14天的隔离管理和健康状况监测。

（2）密切接触者、密接的密接：隔离医学观察。

①对于密切接触者、密接的密接应当采取集中隔离医学观察；对于特殊人群可采取居家医学观察，应当加强指导和管理，严格落实居家医学观察措施。

②密切接触者的隔离医学观察期限应为最后一次与病例、无症状感染者发生无有效防护接触后 14 天，在密切接触者纳入集中隔离医学观察当天或次日开展第一次核酸检测，间隔 1 日和第 14 天期满时分别进行第二次和第三次核酸检测。14 天隔离期满，病毒检测阴性解除隔离。

③对所有密接的密接在隔离医学观察当日或次日进行一次病毒检测，密接的密接的医学观察期限为自最后一次与密切接触者发生无有效防护接触后 14 天（观察期满，如无异常情况，应当按时解除医学观察。如密切接触者解除隔离医学观察，其密接的密接也应当及时解除隔离医学观察，无须至医学观察期满）。

④根据院感研判需要，亦可由院感防控领导小组确定对密切接触者和密接的密接加强采样检测的频次及实施必要的血清学抗体检测措施。

⑤预防服药：在征求密切接触者或密接的密接同意的前提下，可以对其开展中医药预防。按照省中医局密切接触者基本处方，实施一人一方、辨证用药，开展中医药预防性服药。

（3）一般接触者：进行登记、健康风险告知和病毒排查等管理。一旦出现发热、干咳、乏力、腹泻等症状要及时就医，配合社区开展病毒大范围排查。

5. 现场调查

（1）现场调查处置按照加强流行病进行，迅速整合集结区域实验室检测资源，加强病毒排查，加大重点场所管理和重点人群医学管理服务（疫情处置三个加强机制），集中人力物力，在最短时间内完成流行病学调查，开展病毒排查及重点场所管控。院感发生后立即集结医院联合工作组，保持待命状态，随时听从调配。

（2）重点人群病原学筛查。对于密切接触者、密接的密接、一般接触者和其他排查对象，其中为可疑传染源和具有重要流行病学溯源线索的人员，可对其采集标本检测以帮助溯源调查和风险排查。检测抗体阳性者，间隔一日开展病毒排查。如无急性期特异性抗体阳性结果作为新近感染的证据，仍以病毒检测结果作为诊断和隔离医学观察期限的参照标准。

（3）病例救治。根据"三线值守""五诊"工作制度，对于确诊病例，立即组织医疗业务专家组诊治，同时汇报上级卫健局，将确诊病例转运至定点救治医院隔离救治。

（4）发生聚集性事件时，按照"四集中"原则，将病例集中收治在感染科。根据需要，48 小时内清空其他病人。

（5）监控医疗资源饱和度，后勤保障组每日汇总评估医院医疗资源现状（床位数、负压床位数、6 种防护用品用量和储备量等）。

（6）应急监测。

①院感防控及疫情报告组负责调查医院发热门诊、门急诊病例就诊情况，分析近期发热、咳嗽病例趋势。调查与病例同一医疗机构就诊病例，开展病毒检测（调查日期为病例治疗时至监测日期）。

②预检分诊与陪护、探视管控组强化就诊人群和新入院病人及陪护人员病毒检测。

③医院感控督导组加强门急诊病例抽检，落实医院感染防控措施。

（7）环境检测与终末消毒。

①环境检测：由院感防控及疫情报告组根据现场风险评估情况，确定环境采样的场所、类型和部位，划定高风险场所。

②终末消毒：立即关闭病例涉及的相关重点场所，由院感防控及疫情报告组组织消杀力量对患者可能污染的场所等开展终末消毒，评估合格后方可重新开放。

6. 应急处置

发生本院病例后，医院院感防控领导小组根据疫情研判划分区域风险等级，划定中、高风险区域，报区指挥部备案，实行医院全面管控措施。

（1）防控区域划定。

根据院感研判科学划分风险等级，根据患者的活动轨迹和活动过的场所适当扩大防控区域范围。

（2）人员流动管理。

①禁止院内人员进出，取消所有聚集性活动，组织落实职工日常生活服务保障、健康监测、环境消毒等工作。对中、高风险地区人员落实自我健康监护，减少外出和聚集，坚持"非必要不离开防控区域"，确实需要离开的，须持病毒检测阴性证明。

②取消所有探视，暂停接收新入院病人。

③严格落实各项院感控制措施，摸排处置各类风险隐患。根据疫情发展，及时评估医疗资源需求，必要时清空院区集中收治病例，扩充隔离病床、ICU等设施。

④隔离范围划定：暴发疫情，采取更大范围的隔离封锁措施。14天内，某科室出现1例及以上院内感染病例时，该科室全部隔离；14天内，同一楼层2个科室发生封闭隔离时，该楼层全部封闭隔离；14天内，同一栋楼2个楼层发生封闭隔离时，该栋楼全部封闭隔离；14天内，院内有2栋楼出现病例时，医院实施全部封闭隔离。隔离范围视现场空调形式（中央空调还是分体空调）、人员密集程度等因素综合考虑。具体由医院应急处置小组结合现场情况决定。

（3）应急接种。

根据风险，经医院医疗救治专家综合研判，按程序适时启动高危人群疫苗应急接种。

7. 信息整理和报告

（1）进程信息报告：需指定专人收集整理防控信息，整理资料至少包括"两表一时间轴一报告"，即阳性检测者一览表、密切接触者一览表、事件时间轴、事件报告。所有信息，应与网络报告信息相一致。疫情处置期间每天至少上报两次。

（2）工作进展与研判信息报告：统一口径向属地政府和上一级卫生健康行政部门、疾病预防控制中心报告信息。主要包括流调情况、人群管控情况、病毒检测情况。

三、评估结案

1. 进程评估

由医院院感领导小组负责根据院感发展态势、防控效果等因素，及时开展防控效果评估，指导现场调查、人群监测、场所管控等工作。

2. 分区分级风险研判

分区分级调整由院感防控及院感报告组根据分区分级实施方案进行研判。报上级指挥办备案后按照程序向社会发布。

分区分级采取分级发布原则，以街/镇为单位划分高、中风险的，由县（区）疫情防控工作领导小组公布；以县（区）为单位划分高、中风险的，由市疫情防控工作领导小组公布。

3. 结束应急处置

医院院感领导小组组织专家组根据院感发展态势，评判院感防控效果，报上级指挥办备案后，宣布院感处置结束。有关部门要做好院感应对的总结和自评工作。邀请专业机构对医院院感应对有关工作开展独立评估。评估内容包括现场调查处理情况、病人救治情况、措施效果评价、应急处置过程中存在的问题和取得的经验及改进建议、应急体制机制建设存在的问题及完善建议。

下附应急处置预案需要的相关文件模板。

（1）病例通报模板。

病例通报模板

医院发热门诊在监测排查时，发现 1 名呼吸道传染病病毒阳性人员，经上级卫生健康部门判定，为呼吸道传染病确诊病例。

患者为×性，××岁，××市××镇人，××职业。……（发病前活动史、发病前就医史）

医院采取工作：

1. 应急机制启动情况……

2. 流行病学调查情况……

3. 重点人群病毒检测情况……

健康教育：在此提醒广大市民，要时刻保持个人防护意识，科学佩戴口罩、勤洗手、常通风，保持社交距离，配合做好健康监测，如有发热等不适症状，应主动就近到医疗机构发热门诊就诊。（希望市民如何做）

附：病例的活动轨迹

（2）高、中风险通报模板。

关于调整医院疫情防控分区分级情况的通告

（文号）

近日，医院报告×例本院呼吸道传染病确诊病例。按照《××省应对疫情分区分级防控工作指引（试行第×版)》及《××市疫情防控指挥部办公室关于调整防控等级的通知》要求，现将医院××病区风险等级由低风险调整为中/高风险。

医院将根据院感发展态势，适时对分区分级做出调整。同时提醒各位职工，要提高防范意识，做好个人防护，保护好自己和家人的健康。如出现发热、咳嗽等急性呼吸道症状，要及时到医院发热门诊就诊。

（3）阳性检测者一览表（见表 5-1）。

表 5-1 阳性检测者一览表

序号	姓名	性别	年龄	籍贯	证件号码	现住址	联系电话	职业	是否出现症状	发病日期	阳性检测时间	检验结果	隔离日期	流行病学关联	聚集所属地	共同暴露/密切接触人员	转入的定点医院名称	定点医院转入时间
1	×××	男	××	××	×××××××××××	××××	×××××××××	××	是	××月××日	××月××日	核酸阳性、IgM阳性	××月××日	与××为同事	××市场/××一家	×××	××定点医院	××月××日

（4）密切接触者一览表（见表5-2）。

表5-2 密切接触者一览表

序号	关联病人	姓名	性别	年龄	联系方式	与患者关系	最后接触日期	接触频率	接触地点	接触方式	乘坐交通工具	是否追踪到	采样检测结果	隔离地点（具体地址，如有）
1	张××	刘××	男	××	××××× ××××××	同机人员	××××-××-××	偶尔	飞机上	同航班	飞机	是	2020-08-27核酸阴性	××酒店（××市×区××镇××大道南12号）

（5）事件时间轴（见表5-3）。

表5-3 事件时间轴

时间	事件	人物	备注

（6）疫情处置报告。

疫情处置报告

一、疫情概况

1. 病例基本情况

包括姓名、性别、年龄、国籍/民族、职业、现住址、学习或工作单位、联系电话等基础信息。

发生呼吸道传染病聚集性事件时，需依次列明各病例具体信息以及病例之间的人物关系。若为集体单位等重点场所聚集性事件，需介绍集体单位相关情况。

2. 病例发病、诊疗经过及临床表现

主要包括病例发病时间、临床表现和主要病情变化、各就诊时间节点和医疗机构名称、诊疗过程、临床检验结果和临床诊断、住院隔离、既往病史、目前病情等情况。采集的样本情况、检测情况、样本报送情况。

收治医院院感防控能力情况。

3. 流行病学调查

（1）发病前14天外出和旅居史。

发病前14天内生活、工作场所和居家环境。每天外出和旅行情况可列表，包括目的地、可疑高风险活动、往返交通工具及时间、座位信息等。

（2）暴露史。

包括相关市场暴露、野生动物接触情况；呼吸道感染病例接触情况和其他相关行为及信息（若为聚集性事件，需绘制人物关系图和流行病学曲线）。

集体单位近期生产、教学、集体活动等暴露情况。

（3）患者发病后的活动轨迹、人员接触、环境污染等情况。

（4）其他流行病学危险因素情况。

二、处置措施

（1）应急响应情况：领导重视、指挥部架构。

（2）病例救治情况。

（3）流行病学调查情况：密切接触者多少人，密接的密接多少人，一般接触者多少人，重点人群多少人。

（4）核酸检测情况：密切接触者检测多少人，密接的密接检测多少人，一般接触者检测多少人，重点人群检测多少人，愿检尽检人员多少人。检测能力如何。

（5）人群管控情况：集中隔离多少人，居家隔离多少人，社区管理多少人。

（6）重点场所管控情况：涉及多少重点场所，如何管控。

三、调查结论与研判

结合病例临床表现、流行病学调查和实验室检测结果综合分析，描述该病例的定性、可能的感染来源等，并对疫情发展趋势进行研判。

出现聚集性事件时，需对病例的传播链、代际关系、可疑传播途径和疫情影响范围等进行研判。

四、下一步工作

根据调查情况、存在问题、疫情研判等，有针对性地提出下一步工作措施。

五、有关工作建议

是否需要上级支持人员、物资、检测能力。

（联系人：×××，联系电话：×××××××××××）

第六章

感控标准预防

第一节　基本原则

一、标准预防

（1）定义：标准预防是针对医院所有患者和医务人员，认定患者的血液、体液、分泌物、排泄物等均具有传染性，接触必须采取防护措施。

（2）基本措施：包括做好手卫生，穿戴手套、隔离衣、口罩、护目镜或防护面屏，以及安全注射。

二、额外防护

在标准预防的基础上，按感染性病原体传播途径，如呼吸道传播，血液、体液传播及接触传播等而采取有针对性的额外防护措施。

三、预防是职业暴露的最佳处置方式

（1）物理预防措施：包括保持社交距离，佩戴口罩，注意咳嗽

礼仪、手卫生、环境清洁与消毒，勤通风，使用负压病房，早期发现和隔离患者等。

（2）暴露前后的预防措施：暴露前注射疫苗，暴露后预防性使用药物和血清抗体阻断发病等。

第二节 手卫生

一、手卫生管理与目标

1. 部门职责

明确院感部、医务部、护理部以及后勤保障部等部门在手卫生管理中的职责，加强对手卫生行为的指导和管理，将手卫生纳入医疗质量考核，提高医务人员手卫生依从性。

（1）院感部：制定并落实手卫生管理制度；定期开展手卫生的全员培训，使医务人员掌握手卫生知识和正确的手卫生方法；进行手卫生监测、评价和分析，存在问题持续改进。

（2）医务部：负责医生和医技人员的手卫生管理。

（3）护理部：负责操作人员、护理和保洁人员的手卫生管理。

（4）后勤保障部：负责配备有效、便捷、适宜的手卫生设施，以及工勤人员的手卫生管理。

2. 目标

医疗机构根据《医务人员手卫生规范》，结合医院实际，制定手卫生目标，常态化督导检查，不断提高医务人员手卫生依从性。

二、手卫生设施

1. 洗手与卫生手消毒设施

设置与诊疗工作相匹配的流动水洗手和卫生手消毒设施，并方便医务人员使用。

（1）重症监护病房在新建、改建时，手卫生设施应符合 WS/T 509—2016 的要求：洗手设施与床位比例不应低于 1∶2，单间病房每床 1 套，每床配备速干手消毒剂。

（2）诊疗区域均宜配备非手触式水龙头，洗手池大小、高度适宜，能防止冲洗水溅出，洗手池应每日清洁与消毒。

（3）配备洗手液：宜使用一次性包装，重复使用的洗手液容器定期清洁与消毒；变质及时更换。

（4）配备手消毒剂：宜使用一次性包装，注明开启日期，有效期内使用；在病房门口、透析床尾、诊室、换药室、检查室、治疗室均配备免洗手消毒剂，方便医务人员执行手卫生。

（5）配备干手用品或设施。

（6）在洗手池旁张贴洗手图、针刺伤处理流程图等。

2. 外科手消毒设施

（1）配置专用洗手池：洗手池设置在手术间附近，水池大小、高度适宜，能防止冲洗水溅出，池面光滑无死角，易于清洁。洗手池应每日清洁与消毒。

（2）洗手池及水龙头的数量应根据手术间的数量合理设置，每 2~4 间手术间宜独立设置 1 个洗手池，水龙头的数量不少于手术间的数量，水龙头开关应为非手触式。

（3）应配备符合要求的洗手液。

（4）应配备清洁指甲的用品。

（5）可配备手卫生的揉搓用品。如配备手刷，手刷的刷毛应柔软。

（6）手消毒剂的出液器应采用非手触式。

（7）手消毒剂宜采用一次性包装。

（8）重复使用的消毒剂容器应至少每周清洁与消毒。

（9）冲洗手消毒法应配备干手用品，并符合以下要求：

①手消毒后应使用经灭菌的布巾干手，布巾应一人一用。

②重复使用的布巾，用后应清洗、灭菌并按照相应要求储存。

③盛装布巾的包装物可为一次性使用，如使用可复用容器应每次清洗、灭菌，包装开启后使用不得超过 24 小时。

（10）应配备计时装置、外科手卫生流程图。

三、洗手与卫生手消毒

1. 洗手与卫生手消毒指征

（1）下列情况医务人员应洗手和/或使用手消毒剂进行卫生手消毒：

①接触患者前。

②清洁、无菌操作前，包括进行侵入性操作前。

③暴露于患者体液风险后，包括接触患者黏膜、破损皮肤或伤口、血液、体液、分泌物、排泄物、伤口敷料等之后。

④接触患者后。

⑤接触患者周围环境后，包括接触患者周围的医疗相关器械、用具等物体表面后。

（2）下列情况应洗手：

①当手部有血液或其他体液等肉眼可见的污染物时。

②可能接触艰难梭菌、肠道病毒等对速干手消毒剂不敏感的病

原微生物时。

（3）手部没有肉眼可见污染物时，宜使用手消毒剂进行卫生手消毒。

（4）有下列情况时医务人员应先洗手，然后进行卫生手消毒：

①接触传染病患者的血液、体液和分泌物以及被传染性病原微生物污染的物品后。

②直接为传染病患者进行检查、治疗、护理或处理传染病患者污物之后。

2. 洗手与卫生手消毒方法

（1）医务人员洗手方法："内、外、夹、弓、大、立、腕"七个部位揉搓，双手揉搓时间不少于15秒，揉搓不分先后顺序。

（2）医务人员卫生手消毒遵循以下方法：

①取适量的手消毒剂于掌心，均匀涂抹双手。

②按照洗手揉搓步骤进行揉搓。

③揉搓至手部干燥。

3. 手消毒剂选择

卫生手消毒时首选速干手消毒剂，过敏人群可选用其他手消毒剂；对于某些对酒精不敏感的肠道病毒，应选择其他有效的手消毒剂。

4. 注意事项

（1）戴手套不能代替手卫生，摘手套后应进行手卫生。

（2）戴手套进行操作，每执行10次左右手消毒，脱手套，用流动水洗手，然后戴干净手套后，再操作。

四、外科手消毒

1. 外科手消毒原则

（1）先洗手，后消毒。

（2）不同患者手术之间、手套破损或手被污染时，应重新进行外科手消毒。

2. 外科洗手方法与要求

（1）洗手之前应先摘除手部饰物，修剪指甲，指甲长度不超过指尖。

（2）取适量的洗手液清洗双手、前臂和上臂下 1/3，并认真揉搓。清洁双手时，可使用清洁指甲用品清洁指甲下的污垢和使用揉搓用品清洁手部皮肤的皱褶处。

（3）流动水冲洗双手、前臂和上臂下 1/3。

（4）使用干手用品擦干双手、前臂和上臂下 1/3。

3. 外科冲洗手消毒

遵循《医务人员手卫生规范》附录 C 的方法与要求。

4. 外科免冲洗手消毒

遵循《医务人员手卫生规范》附录 C 的方法与要求。

5. 注意事项

（1）不得戴假指甲、装饰指甲，保持指甲和指甲周围组织的清洁。

（2）在外科手消毒过程中应保持双手位于胸前并高于肘部，使水由手部流向肘部。

（3）洗手与消毒可使用海绵、其他揉搓用品或双手相互揉搓。

（4）术后摘除手套后，应用洗手液清洁双手。

（5）用后的清洁指甲用品、揉搓用品如海绵、手刷等，放到指定的容器中；揉搓用品、清洁指甲用品应一人一用一消毒或者一次性使用。

五、手卫生的监测

1. 监测要求

（1）定期进行手卫生消毒效果的监测。当怀疑医院感染暴发与医务人员手卫生有关时，及时进行监测，并进行相应病原微生物的检测，采样时机为工作中随机采样。

（2）科室感控操作人员每月进行手卫生依从率调查。

（3）感控专职人员每季度进行手卫生依从率调查，存在问题持续改进。

（4）监测方法：采用"3-3-20"的原则，即同时最多观察3名医务人员，一次观察一名医务人员不宜超过3个手卫生时机，观察持续时间不宜超过20分钟。

2. 监测方法

（1）采样时间：采样时间为工作中随机采样。

（2）采样方法：被检者五指并拢，用浸有含相应中和剂的无菌洗脱液的棉拭子在双手指曲面从指根到指端往返涂擦2次，一只手涂擦面积约30cm^2，涂擦过程中同时转动棉拭子；将棉拭子接触操作者的部分剪去，投入含10mL相应中和剂的无菌洗脱液的试管内，及时送检。

（3）检测方法：在检验科细菌室进行，具体过程略。

3. 手卫生合格的判断标准

（1）卫生手消毒：监测细菌菌落总数应≤10CFU/cm^2，不得检出致病微生物。

（2）外科手消毒：监测细菌菌落总数应≤5CFU/cm^2，不得检出致病微生物。

第三节　隔离

一、基本要求

（1）原则：遵循"标准预防"和基于疾病传播途径的预防原则。

（2）隔离对象：

①对呼吸道传染病人按照感染源进行隔离。

②对具有被感染可能的高风险工作人员进行保护性隔离。

（3）隔离屏障：

①物理屏障：实行空间分隔、物理隔离，这是基本手段。

②行为屏障：规范医务人员诊疗行为和实施标准预防。

二、建筑布局与隔离要求

1. 呼吸道传染病病区的建筑布局与隔离要求

（1）适用于经呼吸道传播疾病患者的隔离。

（2）建筑布局：设在医院相对独立的区域，分为清洁区、潜在污染区和污染区，设立两通道和三区之间的缓冲间。缓冲间两侧的门不应同时开启，以减少区域之间空气流通。经空气传播疾病的隔离病区，应设置负压病室。

（3）隔离要求：

①应严格服务流程和三区的管理。各区之间界线清楚，标识明显。

②病室内应有良好的通风设施。

③各区应安装适量的非手触式开关的流动水洗手设施。

④不同种类传染病患者应分室安置。

⑤疑似患者应单独安置。

⑥同种疾病患者可安置于一室，两病床之间距离不小于 1.1 米。

2. 负压病室的建筑布局与隔离要求

（1）适用于经空气传播疾病患者的隔离。

（2）建筑布局：设病室及缓冲间，通过缓冲间与病区走廊相连。病室采用负压通风，上送风、下排风；病室内送风口应远离排风口，排风口应置于病床床头附近，排风口下缘靠近地面但应高于地面 10 厘米。门窗应保持关闭。

①病室送风和排风管道上宜设置压力开关型定风量阀，使病室的送风量、排风量不受风管压力波动的影响。

②负压病室内应设置独立卫生间，有流动水洗手和卫浴设施。配备室内对讲设备。

（3）隔离要求：

①送风应经过初、中效过滤处理，排风应经过高效过滤处理，每小时换气 6 次以上。

②应设置压差传感器，用来检测负压值，或用来自动调节不设定风量阀的通风系统的送、排风量。病室的气压宜为 30Pa，缓冲间的气压宜为 -15Pa。

③应保障通风系统正常运转，做好设备日常保养。

④一间负压病室宜安排一名患者，无条件时可安排同种呼吸道疾病患者，并限制患者到本病室外活动。

⑤患者出院所带物品应消毒处理。

3. 感染性疾病病区的建筑布局与隔离要求

（1）适用于主要经接触传播疾病患者的隔离。

（2）建筑布局：应设在医院相对独立的区域，远离儿科病房、重症监护病房和生活区。设单独出入口和出入院处理室。

（3）如条件有限，可在建筑物的一端设立感染性疾病病区。

（4）隔离要求：

①应分区明确，标识清楚。

②不同种类的感染性疾病患者应分室安置；每间病室不应超过4人，病床间距应不小于1.1米。

③病房应通风良好，自然通风或安装通风设施，以保证病房内空气清新。

④应安装适量的非接触式开关的流动水洗手设施。

4. 普通病区的建筑布局与隔离要求

（1）建筑布局：在病区的末端，应设一间或多间隔离病室。

（2）隔离要求：

①感染性疾病患者与非感染性疾病患者宜分室安置。

②条件有限的医院，同种感染性疾病患者可安置于一室，病床间距宜大于0.8米。

③病情较重的患者宜单间安置。

呼吸道传染病定点救治医院布局见图6-1。隔离病区建筑布局见图6-2。医院隔离病区改建后图纸见图6-3。

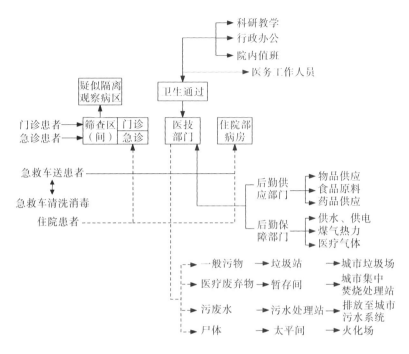

图 6 - 1　呼吸道传染病定点救治医院布局

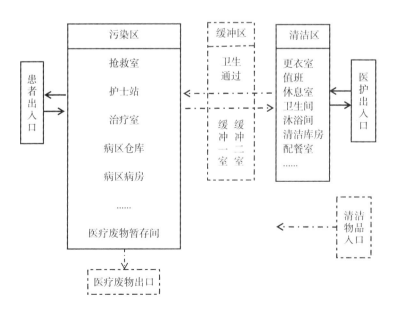

图 6 - 2　隔离病区建筑布局

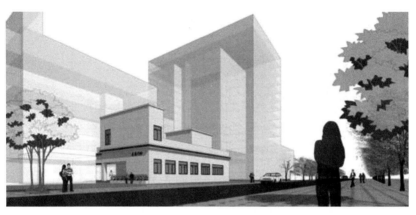

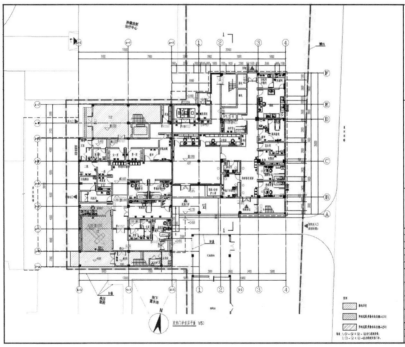

图 6-3 医院隔离病区改建后图纸

三、隔离与预防

1. 隔离原则

（1）在标准预防的基础上，根据疾病的传播途径（接触传播、飞沫传播、空气传播和其他途径传播），加强额外防护。有多种传播途径时，采取相应传播途径的隔离与预防。

（2）隔离病室悬挂隔离标志，限制人员的出入。黄色标志为空气传播的隔离，粉色标志为飞沫传播的隔离，蓝色标志为接触传播的隔离。

（3）确诊或疑似患者应安置在单人隔离房间。

（4）条件有限的医院，同种同源病原体感染的确诊患者可安置于一室。

2. 接触传播的隔离与预防

（1）患者的隔离。

①限制患者的活动范围。

②减少转运，当需要转运时，应采取有效措施，减少对其他患者、医务人员和环境表面的污染。

（2）医务人员的防护。

①接触患者的血液、体液、分泌物、排泄物等物质时，应戴手套；离开隔离病室前、接触污染物品后应摘除手套，洗手和/或卫生手消毒。手上有伤口时应戴双层手套。

②进入隔离病室，从事可能污染工作服的操作时，应穿隔离衣；离开病室前，脱下隔离衣，按要求悬挂，每天更换清洗与消毒；或使用一次性隔离衣，用后按医疗废物管理要求进行处置。接触甲类传染病或甲类管理的传染病应按要求穿脱防护服，离开病室前，脱去防护服，防护服按医疗废物管理要求进行处置。

3. 空气传播的隔离与预防

接触经空气传播的疾病，如肺结核、水痘等，在标准预防的基础上，还应采用空气传播的隔离与预防措施。

（1）患者的隔离。

①无条件收治时，应尽快转送至有条件收治的医疗机构进行收治，并注意转运过程中医务人员的防护。

②当患者病情容许时，应戴外科口罩，定期更换，并限制其活动的范围。

③应严格进行空气消毒。

（2）医务人员的防护。

①应严格按照区域流程，在不同的区域，穿戴不同的防护用品，离开时按要求摘脱，并正确处理使用后的物品。

②进入确诊或可疑传染病患者房间时，应戴一次性工作帽、医用防护口罩；进行可能产生喷溅的诊疗操作时，应戴护目镜或防护面屏，穿防护服；接触患者及其血液、体液、分泌物、排泄物等物质时应戴手套。

③规范使用防护用品。

4. 飞沫传播的隔离与预防

接触经飞沫传播的疾病，如百日咳、白喉、流行性感冒、病毒性腮腺炎、流行性脑脊髓膜炎等，在标准预防的基础上，还应采用飞沫传播的隔离与预防措施。

（1）患者的隔离。

①减少转运，当需要转运时，医务人员应注意防护。

②患者病情容许时，应戴外科口罩，并定期更换。应限制患者的活动范围。

③患者之间、患者与探视者之间相隔距离在 1 米以上，探视者

应戴外科口罩。

④加强通风，或进行空气消毒。

（2）医务人员的防护。

①应严格按照区域流程，在不同的区域，穿戴不同的防护用品，离开时按要求摘脱，并正确处理使用后的物品。

②与患者近距离（1米以内）接触时，应戴一次性工作帽、医用防护口罩；进行可能产生喷溅的诊疗操作时，应戴护目镜或防护面屏，穿防护服；接触患者及其血液、体液、分泌物、排泄物等物质时应戴手套。

第四节　医务人员职业防护

一、基本原则

（1）在实施标准预防的基础上，加强呼吸道传播的额外防护。

（2）配备合格的防护用品；医用防护服紧缺时，可选用符合国卫办医函〔2020〕98号要求的"紧急医用物资防护服"。

（3）根据暴露的风险级别选择恰当的防护用品。

（4）医务人员应掌握呼吸道传染病防控相关知识以及防护用品的使用。

（5）严格执行手卫生。

（6）医务人员离开污染区前，应进行个人卫生处置：使用棉签清洁鼻腔、外耳道；漱口；有条件的沐浴更衣。

二、防护用品

1. 主要参数

（1）医用外科口罩：符合 YY 0469—2011 标准的医用外科口罩。

（2）医用防护口罩：符合 GB 19083—2010 标准的医用防护口罩（常见口罩种类及其适用性见表 6-1）。

（3）一次性医用隔离衣：符合 T/CTES 1013—2019 标准的医用防护类服装。

（4）医用一次性防护服：符合 GB 19082—2009 标准的医用一次性防护服。

（5）紧急医用物资防护服：符合国卫办医函〔2020〕98 号要求的防护服。

（6）防护眼镜/防护面屏：符合 GB 14866—2006 标准的个人用眼护具。

（7）医用手套：符合 GB 10213—2006 标准的一次性使用医用橡胶检查手套。

（8）医用防护鞋套：宜设计成收口样式，具备抗湿防渗性能。

（9）长筒胶鞋：符合 GB 25038—2010 标准的胶鞋。

（10）一次性使用医用防护帽：符合 YY/T 1642—2019 标准的一次性使用医用防护帽。

表 6-1　常见口罩种类及其适用性

口罩种类	图例	产品标准	产品认证	防飞沫	防气溶胶	防液体喷溅
一次性使用医用口罩		YY/T 0969—2013	医疗注册 I 类	×	×	×
医用外科口罩		YY 0469—2011	医疗注册 I 类	√	×	√
医用防护口罩		GB 19083—2010	医疗注册 II 类	√	√	√
KN95/N95		GB 2626—2019	特种劳动防护用品 LA 认证	√	√	×
日常防护型口罩		GB/T 32610—2016		×	×	×
纱布口罩		GB 19084—2003（已作废）		×	×	×

2. 各类防护服、口罩的比较

（1）各类防护服的比较：各类防护服的主要参数比较见表 6-2。

表 6-2　各类防护服的主要参数比较

主要参数	医用防护服	工业防护服	手术衣/隔离衣
外观	连体式	全包覆式	头部以下的周身全部覆盖

（续上表）

主要参数	医用防护服	工业防护服	手术衣/隔离衣
抗渗水型	关键部位静水压≥1.67kPa	面料静水压≥1.0kPa	关键部位静水压≥2.0kPa，非关键部位静水压≥1.0kPa
过滤效率	对非油性颗粒物的过滤效率≥70%	对非油性颗粒物的过滤效率≥70%	干态：非关键部位微生物的穿透性应≤300CFU
接缝处	针眼密封处理，针距每3cm应为8~14针，线迹应均匀平直，不得有跳针	接缝强力不应低于30N	干态：接缝强力≥40N
纯净度：微生物指标	符合GB 15979—2024标准	无要求	按YY/T 0506.1—2023的要求，检出微生物应≤300CFU/dm²
断裂强度	关键部位材料≥45N	面料≥30N	干态：≥20N 湿态：关键部位≥20N，非关键部位无要求

（2）各类口罩的比较。

①各类口罩的主要参数比较见表6-3。

表6-3　各类口罩的主要参数比较

主要参数	医用防护口罩	医用外科口罩	一次性使用医用口罩	KN95（随弃式面罩）
过滤效率	在气体流量为85L/min的情况下，对非油性颗粒物的过滤效率应≥95%	对细菌的过滤效率应≥95%；对非油性颗粒物的过滤效率应≥30%	对细菌过滤效率应≥95%	对氯化钠颗粒物过滤效果应≥95%

（续上表）

主要参数	医用防护口罩	医用外科口罩	一次性使用医用口罩	KN95（随弃式面罩）
密合性	口罩总适应因数应不低于100	—	—	—
合成血液穿透阻力	将2mL合成血液以16.0 kPa压力喷向口罩，口罩内侧不应出现渗透	将2mL合成血液以10.7kPa压力喷向口罩，口罩内侧不应出现渗透	—	—
气流阻力	在气体流量为85L/min的情况下，口罩的吸气阻力不得超过343.2Pa	口罩两侧面进行气体交换的压力差不大于49Pa	口罩两侧面进行气体交换的压力差不大于49Pa	吸气阻力：无呼气阀随弃式面罩≤210Pa 带呼气阀随弃式面罩≤250Pa 可更换式半面和全面罩≤300Pa 呼气阻力：对于带呼气阀的各类面罩，其呼气阻力应≤150Pa
表面抗湿性	口罩外表面沾水等级不应低于GB/T 4745—2012标准中的3级（上层表面受淋处有润湿）	—	—	—
微生物指标	见表6-4	见表6-4	见表6-4	—

表6-4 各类口罩的微生物指标

口罩类别	细菌菌落总数（CFU/g）	大肠菌群	铜绿假单胞菌	金黄色葡萄球菌	溶血性链球菌	真菌菌落总数（CFU/g）
医用防护口罩	≤200	不得检出	不得检出	不得检出	不得检出	≤100
医用外科口罩	≤100	不得检出	不得检出	不得检出	不得检出	不得检出
一次性使用医用口罩	≤100	不得检出	不得检出	不得检出	不得检出	不得检出

②我国口罩主要标准及适用范围见图6-4。

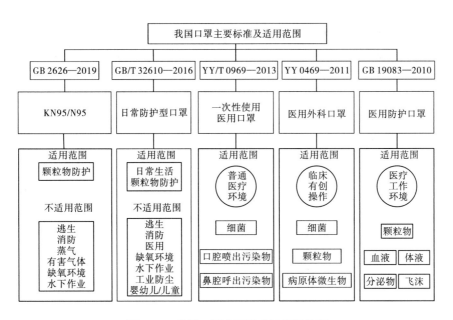

图6-4 我国口罩主要标准及适用范围

三、医务人员分级防护

1. 一级防护

适用于普通门诊、普通病房一般诊疗活动，以及预检分诊、发热门诊一般诊疗活动。

（1）普通门诊、普通病房一般诊疗活动：穿戴一次性工作帽、一次性医用外科口罩、工作服，必要时戴一次性乳胶手套。

（2）预检分诊、发热门诊一般诊疗活动：穿戴一次性工作帽、医用防护口罩、工作服、隔离衣、一次性乳胶手套，必要时戴护目镜/防护面屏。

2. 二级防护

适用于医务人员与患者有密切接触的诊疗活动（如留观室、隔离病区等）。穿戴一次性工作帽、医用防护口罩、医用外科口罩、护目镜/防护面屏、防护服、一次性乳胶手套、工作鞋/鞋套、防水靴套，做好个人防护。

3. 三级防护

适用于医务人员为患者实施吸痰、气管切开、气管插管等操作。此时存在被患者的分泌物及体内物质喷溅的风险，应戴防护面屏或全面型呼吸防护器。

四、穿脱防护用品流程

1. 医院需设置穿脱防护用品的专用房间

（1）穿防护用品间：设在清洁区域。

（2）脱防护用品间：分一脱间和二脱间，配免洗手消毒液，建议配置流动水洗手设施。

2. 穿防护用品流程（见图 6 - 5）

（1）穿戴防护用品：手卫生→戴医用防护口罩（进行口罩密闭性测试，确保密闭性良好）和一次性工作帽→穿防护服/隔离衣→戴护目镜/防护面屏→戴手套（只需佩戴单层即可）→必要时穿鞋套。

（2）检查：全面检查防护用品穿戴情况，确保穿戴符合规范。

（3）进入污染区。

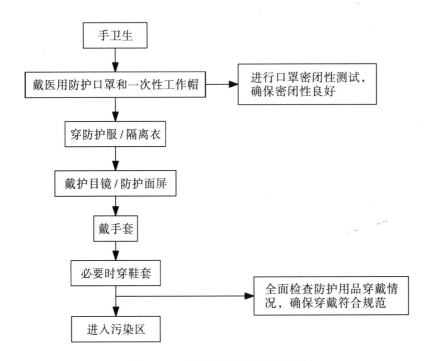

图 6 - 5　医务人员穿防护用品流程

3. 脱防护用品流程（见图 6 - 6）

（1）进入一脱区：手卫生→摘除护目镜/防护面屏（双手提拉后侧系带摘除护目镜/防护面屏，手避免触碰护目镜镜面或防护面屏表面）→脱除防护服/隔离衣、手套、鞋套（从内向外向下反卷，动作轻柔，防护服、手套、鞋套一并脱除）→手卫生。

（2）进入二脱区：手卫生→摘除一次性工作帽和医用防护口罩［先摘颈后（下方）系带，再摘耳后（上方）系带；摘除过程中避免触碰口罩，避免口罩触碰身体］→手卫生→戴医用外科口罩。

（3）进入清洁区。

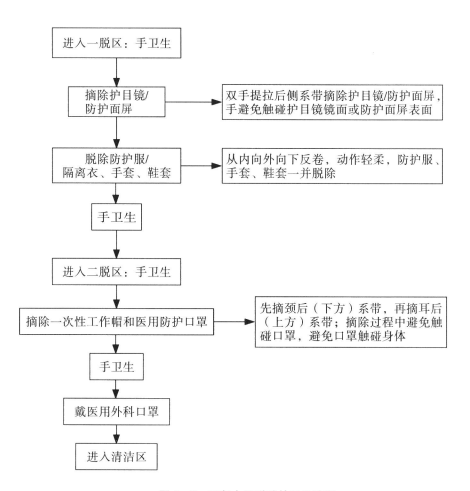

图6-6　医务人员脱防护用品流程

4. 注意事项

（1）医用防护口罩的效能持续应用时间为 4 小时，遇污染或潮湿，应及时更换。

（2）离开隔离区前应对佩戴的眼镜进行消毒。

（3）医务人员接触多个同类传染病患者时，防护服可连续使用。

（4）接触疑似患者，防护服应一患者一更换。

（5）防护服被患者血液、体液、污物污染时，应及时更换。

（6）戴医用防护口罩或全面型呼吸防护器时，应进行面部密合性试验。

第五节　患者及探视、陪护的管理

一、患者管理

（1）若患者病情允许，应指导其正确佩戴一次性外科口罩。

（2）落实门急诊预检分诊制度，做好患者分流。由专人引导有发热或呼吸道症状的患者到发热门诊就诊。

（3）发热门诊闭环管理：

①指引患者在指定地点候诊，不能随意走动。

②各项检查尽量在发热门诊进行，若需到其他地方检查，需由专人按指定路线引导前往。

③若需住院治疗，由专人按指定路线引导进入留观室或隔离病区。

（4）隔离病区管理：

①疑似患者与确诊患者应分开安置：疑似患者单间隔离；同种同源传染病患者可以同室安置，每间病室不应超过 4 人，床间距

应≥1.1 米。

②患者进入病区前应更换病号服，个人物品及换下的衣服集中消毒处理后存放于指定地点，由医院统一保管。

③患者病情容许时，应戴医用外科口罩，定期更换。

④限制患者的活动范围：患者住院期间严禁外出；疑似患者之间严禁互相接触。

⑤应尽量减少转运。

⑥患者的一切诊疗活动应在病区内完成。如必须外出检查，应选择人流较少的时间段，在专人引导下按指定路线至相应科室。

⑦严格探视制度，不设陪护，不得探视；若患者病情危重等特殊情况必须探视的，应按规定时间、指定路线，做好个人防护后进入。

⑧患者出院、转院时应沐浴更衣后方可离开医院。

⑨患者住院期间使用的个人物品要做好清洁消毒。

⑩若患者出院或死亡，病房应按要求进行终末消毒。

二、患者院内检查

（1）半污染区工作人员负责接收检查信息，核对后联系检查科室，做好准备。

（2）污染区的工作人员穿一次性隔离衣、戴医用防护口罩及乳胶手套，按照指定路线，引导患者进行检查，检查完毕后，按指定路线返回病房。

呼吸道传染病患者院内检查流程见图 6-7。

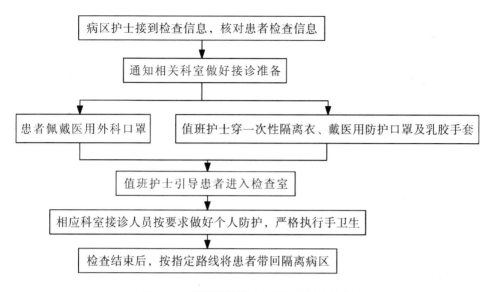

图6-7 呼吸道传染病患者院内检查流程

三、探视和陪护健康宣教

加强对隔离患者的探视、陪护人员的感控知识宣教与管理，指导和监督探视、陪护人员做好个人防护。

四、患者死亡后处理

1. 处理原则

（1）应遵循以人为本、依法规范、及时稳妥、就近火化、疑似从有的原则。

（2）落实责任分工制，医疗机构负责及时开具死亡医学证明，通知殡仪馆接运遗体，做好遗体消毒、密封等卫生防疫处理工作。

2. 处理流程

（1）疑似或确诊患者死亡后，要尽量减少尸体移动和搬运；应由经培训的工作人员在严密防护下及时进行处理。

（2）医务人员穿戴工作服、一次性工作帽、一次性手套和长袖加厚橡胶手套、防护服、KN95/N95及以上颗粒物防护口罩或医用防护口罩或动力送风过滤式呼吸器、防护面屏、工作鞋或胶靴、防水靴套、防水围裙或防水隔离衣等，做好个人防护。

（3）用3 000～5 000mg/L含氯消毒剂纱布或0.5%过氧乙酸棉球或纱布填塞患者口、鼻、耳、肛门、气管切开处等所有开放通道或创口；用浸泡过上述消毒液的双层布单严密包裹尸体，装入双层尸体袋中密封。

（4）联系指定的殡仪馆，填写"死亡患者遗体交接单"，标明疾病名称，由殡仪馆派专人专车按指定路线运送尸体，进行火化。

（5）病房按要求进行终末消毒。

疑似或确诊患者死亡后处理流程见图6-8。

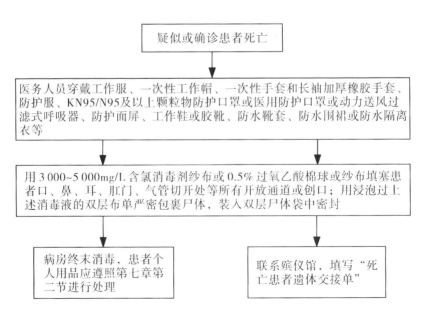

图6-8　疑似或确诊患者死亡后处理流程

第六节 环境的清洁消毒

一、定义

环境的清洁消毒指对诊疗区域的空气、环境物体（包括诊疗器械、医疗设备、床单元等）表面，以及地面等实施清洁消毒或新风管理，以防控与环境相关感染的发生和传播。

二、基本要求

（1）确定实施环境物体表面清洁消毒的主体部门及监管部门，明确各部门及相关岗位人员的职责。

（2）确定不同风险区域环境物体表面清洁消毒的基本规范、标准操作流程和监督检查的规定，并开展相关培训。

（3）规范开展针对诊疗环境物体表面清洁消毒过程及效果的监测。

（4）制定并严格执行感染暴发（疑似暴发）后的环境清洁消毒规定与床单元终末处置流程。

（5）明确对空调通风系统、空气净化系统与医疗用水实施清洁消毒、新风管理和进行监管的主体部门及其职责，制定并执行操作规程及监测程序。

三、具体措施

1. 空气消毒

呼吸道传染病经飞沫、空气传播，因此，实施空气消毒可有效切断病毒的传播、扩散。目前，空气消毒的主要手段包括过滤或静电消毒，消毒剂熏蒸、喷雾，以及臭氧、紫外线消毒等。各医疗机构应结合自身实际情况，根据临床科室的感染风险评估结果，采取适宜的空气消毒措施。

（1）基本原则。

①应加强室内外空气流通，最大限度引入室外新鲜空气。

②原则上不使用中央空调。

③空气消毒产品应符合国家相关规范要求，取得生产企业卫生许可证和卫生安全评价报告。

④终末消毒时，不必对室外空气开展消毒。

（2）消毒方法。

①普通诊疗区域。

a. 通风良好的诊室，可采取自然通风，每日 2～3 次，每次不少于 30 分钟。

b. 采用机械通风，应增加换气次数，加速空气流动。

c. 通风不良时，可使用循环风紫外线空气消毒机或静电吸附式空气消毒机等符合国家规范要求的空气消毒机，消毒方法参照空气消毒机说明书。

②发热门诊、留观病室、隔离病区。

a. 应通风良好，可采取排风（包括自然通风和机械通风）措施，每日通风 2～3 次，每次不少于 30 分钟；采用机械通风的应控制气流方向，由清洁侧流向污染侧。

b. 使用循环风紫外线空气消毒机或静电吸附式空气消毒机等符合国家规范要求的空气消毒机，每日 3～4 次，消毒方法参照空气消毒机说明书。

c. 无人条件下，选择过氧乙酸、二氧化氯、过氧化氢等消毒剂，采用超低容量喷雾进行消毒，不推荐喷洒消毒。也可选择紫外线灯消毒，采取悬吊式或移动式直接照射，安装时紫外线灯强度（30W紫外线灯，在 1.0m 处的强度 $> 70\mu W/cm^2$）应 $\geq 1.5W/m^3$，可适当延长照射时间到 1 小时以上。

d. 有条件的医院，可使用负压病房，病室与外界压差宜为 $-30Pa$，缓冲间与外界压差宜为 $-15Pa$。

③环境卫生及消毒灭菌效果检测：必要时进行空气及环境物体表面的染菌监测。

2. **物体表面、地面的清洁与消毒**

呼吸道传染病的主要传播途径还包括接触传播，因此，物体表面的清洁与消毒显得尤为重要。对呼吸道传染病诊疗区域内的物体表面进行清洁消毒的方法有很多，主要包括擦拭消毒、喷雾消毒和紫外线照射等。因擦拭消毒操作简便、费用低、效果好，所以对于物体表面的消毒大多医疗机构仍以擦拭消毒为主，常用于擦拭的消毒剂有 75% 乙醇、含氯制剂和季铵化合物等。

（1）基本原则。

①应根据流行病学调查结果确定消毒范围、对象和时限。

②环境清洁消毒人员在工作前，应根据所在区域的防护级别做好个人防护。

③可选择含氯消毒剂、二氧化氯等擦拭、喷洒或浸泡消毒。

④清洁消毒工作应按清洁区、潜在污染区、污染区的顺序逐区进行；抹布、拖把标识清楚，分区使用。

⑤需要清洁消毒的包括桌、椅、床头柜、床架及其他经常接触的物体的表面。

（2）消毒方法。

①普通诊疗区域：物体表面、地面应每天清洁消毒至少 2 次，

用 500mg/L 含氯消毒剂消毒，作用 30 分钟后用清水擦拭。遇污染时，先用吸水材料去除可见污染物，再清洁消毒。

②发热门诊、留观病室、隔离病区：

a. 物体表面、地面应每天清洁消毒 3 ~ 4 次，用 1 000mg/L 含氯消毒剂消毒，作用 30 分钟后用清水擦拭。

b. 少量污染物可用一次性吸水材料蘸取 2 000mg/L 含氯消毒剂小心移除。

c. 大量污染物用含吸水成分的消毒粉完全覆盖，或用一次性吸水材料完全覆盖后，再用足量的 2 000mg/L 含氯消毒剂喷洒在吸水材料上，作用 30 分钟后小心移除。

3. 终末消毒

医院环境是一个巨大的储菌库，特别是病房内的空气、物体表面可能存在着多种多样的细菌、真菌、病毒、衣原体等微生物。大多数病原体可以通过附着在微滴、皮屑或灰尘颗粒上而分散在病区空气中，也可以最终沉淀在地板以及柜子、窗帘、床单、电脑、电话和所有诊疗设备表面，可以通过直接接触的方式将病原体传播给患者和医务人员，也可以间接地经由医务人员的手进行传播。因此做好终末消毒在防控病毒传播的过程中有着重要作用。

（1）基本原则。

①发热门诊每日工作结束后，留观病室、隔离病区在患者出院、转科后均应做终末消毒。

②终末消毒前，应先关闭门窗。

③负责终末消毒的工作人员，建议穿戴工作服、一次性工作帽、双层手套、防护服、医用防护口罩、防护面屏、工作鞋或胶靴、防水靴套。必要时，可加穿防水围裙或防水隔离衣。

④消毒顺序应先外后内、先上后下，由洁到污，依次对门、地

面、物体表面、墙壁等进行喷雾消毒，重点做好空气消毒。

⑤终末消毒的范围：地面、墙壁、桌、椅、床头柜、床架、门把手等物体表面，患者衣服、被褥等生活用品及相关诊疗用品，以及室内空气等。

⑥不同区域的抹布、拖把应标识清楚，严禁交叉使用。

⑦患者的个人物品按规范要求消毒后交还给患者，并告知患者60分钟后再进行清洗处理。

（2）消毒方法。

①空气消毒：按要求进行空气消毒。

②物体表面的清洁消毒：

a. 诊疗设施设备表面以及墙壁、桌、椅、床头柜、床架、门把手等有肉眼可见污染物时，应先完全清除污染物再消毒，方法参照本指引相关内容。

b. 无肉眼可见污染物时，用500mg/L含氯消毒剂擦拭消毒，作用30分钟后用清水擦拭。

③墙壁的消毒：终末消毒时，用500mg/L含氯消毒剂擦拭消毒，作用30分钟后用清水擦拭。

④地面的消毒：用500mg/L含氯消毒剂湿拖，作用30分钟后用清水湿拖。

⑤衣服、被套、床单、枕套等织物的消毒：收集时动作轻柔，避免扬尘，送洗衣房集中清洗、消毒，一次性使用的织物按医疗废物处置。

⑥枕芯、被芯、床垫的消毒：采用床单位消毒机或紫外线进行消毒。床单位消毒机的消毒方法参照产品说明书；紫外线消毒时应将枕芯、被芯、床垫充分暴露，紫外线灯强度 $>70\mu W/cm^2$，照射时间 >1 小时。

⑦患者的个人卫生及用品处置：条件许可时，应沐浴更衣；个人用品用75%乙醇或消毒湿巾擦拭消毒。

⑧建议采用电子化病历；病历夹应尽量不带入污染区，日常用75%乙醇或消毒湿巾擦拭消毒。

⑨患者出院后终末消毒流程见图6-9。

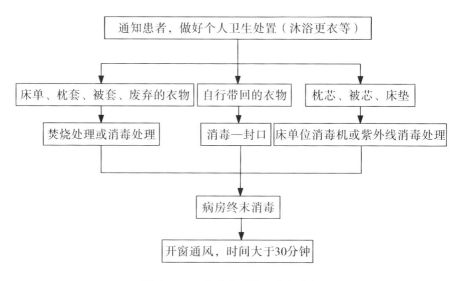

图6-9　患者出院后终末消毒流程

四、规范管理建议

（1）医院设置清洁工具集中清洗消毒场所，实行清洁工具集中清洗消毒。

（2）清洁工具分区域进行颜色标识，不混用。

（3）分区域和层级进行保洁管理，加强发热门诊、隔离病区、感染性疾病科等感控重点科室区域保洁人员的配置和岗位培训，建立相关制度。

第七节 诊疗器械/物品清洗消毒和/或灭菌

一、基本要求

（1）根据可复用诊疗器械/物品的感染风险分级，选择适宜的消毒灭菌再处理方式，包括但不限于：各种形式的清洁、低水平消毒、中水平消毒、高水平消毒、灭菌等；相关操作人员应当做好职业防护。

（2）在实施消毒灭菌处置前应当对污染的诊疗器械/物品进行彻底清洗。但是被朊病毒、气性坏疽及突发不明原因传染病病原体污染的诊疗器械/物品，在灭菌处置前应当先消毒。

（3）建立针对内镜、外来器械、植入物等的清洗消毒灭菌管理规范和相应标准操作规程，做好清洗消毒灭菌质量监测和反馈。

（4）诊疗活动中使用的一次性诊疗器械/物品应符合使用管理规定，在有效期内使用且不得重复使用。

（5）使用的消毒灭菌产品应当符合相应生产与使用管理规定，按照批准使用的范围、方法和注意事项使用。

（6）诊疗器械/物品清洗、消毒、灭菌的程序应符合标准或技术规范的规定，做好过程和结果监测，建立并执行质量追溯机制和相应的应急预案。对经清洗、消毒、灭菌的诊疗器械/物品应当采取集中供应的管理方式。

二、诊疗器械、器具的清洁与消毒

诊疗器械、器具安全是医疗质量安全的核心，清洗消毒是确保诊疗器械、器具安全的关键。我国 2012 年发布的《医疗机构消毒技术规范》要求，应根据物品污染后导致感染风险的高低和消毒物品的性质选择合适的清洁消毒方法。

1. 基本原则

（1）宜选用一次性诊疗器械、器具，按呼吸道传染病院感期间的感染性废物处理。

（2）重复使用的诊疗器械、器具应先消毒，后清洗，再消毒或灭菌。

（3）体温计、血压计、听诊器等诊疗用品应专人专用，无条件时，每次使用后应及时清洁消毒。

（4）不耐高压高温消毒和化学消毒的诊疗器械、器具，宜用一次性保护套或一次性薄膜覆盖器械操作面，遵循"一人一用一更换"的原则。

2. 消毒方法

（1）体温计使用 500mg/L 含氯消毒剂浸泡 30 分钟，清水冲洗，晾干备用；血压计、听诊器、心电监护仪、呼吸机等可使用 75% 乙醇或消毒湿巾擦拭消毒，作用 30 分钟后用清水擦拭。

（2）诊疗器械、器具应根据厂家使用说明书及材质选择合理的消毒方法，宜使用 500mg/L 含氯消毒剂或 75% 乙醇等脂溶剂浸泡消毒 30 分钟以上；有明显污染物时，使用 1 000mg/L 含氯消毒剂浸泡消毒 60 分钟以上。

（3）使用后的可复用器械、器具应双层封闭包装并标明疾病名称，由消毒供应中心单独回收处理，按《医疗机构消毒技术规范》清洗、灭菌。

第八节　安全注射

一、基本要求

（1）制定并实施安全注射技术规范和操作流程；明确负责安全注射管理的责任部门和感控部门或人员的监督指导责任；加强对医务人员安全注射相关知识与技能的培训；严格实施无菌技术操作。

（2）诊疗活动中使用的一次性注射用具应当"一人一针一管一用一废弃"；使用的可复用注射用具应当"一人一针一管一用一清洗灭菌"；杜绝注射用具及注射药品的共用、复用等不规范使用。

（3）加强对注射操作全流程的管理、监测与控制，强化对注射过程中各相关操作者行为的监督管理。

（4）提供数量充足、符合规范的个人防护用品和锐（利）器盒；指导、监督医务人员和相关工作人员正确处置使用后的注射器具。

二、具体措施

1. 目的

保障患者医疗安全和医务人员职业安全，树立医务人员安全注射意识，增强工作责任感，遵守安全注射操作规程。

2. 标准

（1）严格执行无菌操作技术及查对制度，确保患者安全。

①严格执行无菌操作规程，操作前后必须进行手卫生。

②注射前需确保注射器和药物处于有效期内且外包装完整，疑似被污染的器械和药品不得使用。

③一次性使用无菌注射器及其针头不能重复使用，必须做到"一人一针一管一用"。

④使用同一溶媒配置的不同药液时，必须每次更换未启封的一次性使用无菌注射器和针头抽取溶媒。

⑤抽出的药液和配制好的静脉输注用无菌液体，须注明开启日期和时间，放置时间不应超过 2 小时；启封抽吸的各种溶媒不应超过 24 小时。

⑥灭菌物品（棉球、棉签等）一经打开，使用时间不得超过 24 小时，提倡使用小包装。

⑦使用合格的在有效期内的皮肤消毒剂，使用时必须注明开启时间及失效时间；皮肤消毒后应待完全干后再进行注射。

⑧严格执行查对制度，仔细检查药物的质量，如出现药液变质、变色、浑浊、沉淀、过期或安瓿有裂痕等现象，不可使用。

（2）严防锐器伤，确保医务人员职业安全。

①禁止双手回套针帽，禁止用手直接分离注射器针头。

②禁止手持锐器随意走动，禁止将针等锐器随手传递。

③进行侵袭性治疗、护理操作时，要保证充足的光线，防止被针头、缝合针等锐器刺伤或划伤。

④锐器使用后应立即放入防渗漏、防穿透的锐器盒内，锐器盒放置的位置应醒目且方便取用。

⑤锐器盒内的锐器在 3/4 满时应立即密闭，避免在转运过程中出现内容物外漏或溢出。

⑥接触血液、体液及分泌物时，需戴手套。

⑦建议推广使用回缩自毁型安全注射器。

第七章

环境卫生管理及医疗废物处置

在院感防控工作中，环境卫生管理及医疗废物处置是不可或缺的重要环节，也被称为最后一道防线。目前，确保医疗废物安全处置已成为各地院感防控工作中的难点。根据院感防控和医疗废物处置需要，特制定以下内容。

基本原则：

（1）医疗机构应高度重视呼吸道传染病患者的环境卫生管理及医疗废物处置，明确医疗废物管理的主体责任，落实职责分工。

（2）医疗机构应针对自身的实际情况制定相关制度、措施及流程。

（3）应加强保洁、工勤等相关人员的培训督导。

（4）医疗机构在诊疗呼吸道传染病患者及疑似患者时，发热门诊、隔离病区产生的废弃物，包括医疗废物和生活垃圾，均应按感染性废物处置，采用双层黄色医疗废物袋进行分类收集。

（5）医疗废物包装袋、容器、转运车应符合《医疗废物专用包装袋、容器和警示标志标准》的相关要求。

第一节　环境卫生管理

一、总原则

1. 空气消毒

（1）开窗通风，加强空气流通（隔离病房开窗但保持门常闭），并根据气候条件适时调节。必要时安装通风设备加强通风。

（2）房间、转运车辆或电梯等其他密闭场所的空气消毒，可采用空气消毒机或移动式紫外线消毒灯，操作方法、注意事项等应遵循产品的使用说明。

（3）CT室、X光室可采用空气消毒机或紫外线消毒灯（无人状态下照射30分钟）进行空气消毒。

（4）不常规采用喷洒消毒剂的方法对开放空间或室外空气进行消毒。

2. 地面和高频接触点的清洁消毒

（1）地面清洁消毒：2次/日，先用500mg/L含氯消毒剂湿拖，30分钟后用清水湿拖。

（2）增加门把手、水龙头等高频接触的物体表面的擦拭消毒，可选用一次性消毒湿纸巾或500mg/L含氯消毒剂。

（3）有肉眼可见污染物时应先用1 000mg/L含氯消毒剂去污处理，作用60分钟，然后常规清洁消毒；遇污染随时清洁消毒。

3. 仪器、设备设施等的清洁消毒

（1）床栏、床边桌、呼叫按钮、监护仪、微泵、门把手、计算机等物体表面，转运车辆、担架等运输工具（使用完之后立即消毒）首选500mg/L含氯消毒剂擦拭消毒，作用30分钟，然后用清水擦拭；不耐腐蚀的使用 75% 乙醇或消毒湿巾擦拭消毒，每天 2 次。

（2）遇污染随时消毒：有肉眼可见污染物时应先使用一次性吸水材料清除污染物，然后常规消毒；清理的污染物可按医疗废物集中处置，也可排入有消毒装置的污水系统。

4. 诊疗器械、器具等可复用物品的清洁消毒

（1）疑似或确诊病例所用的听诊器、温度计、血压计等，使用原则：

①实行专人专用。

②尽量选择一次性使用的诊疗用品。

③可复用的诊疗器械，用 500mg/L 含氯消毒剂（或其他高效消毒剂）浸泡 30 分钟后，再按照常规程序进行处理。

④需消毒灭菌处理的诊疗器械，双层密闭运送，标记好疾病名称，由消毒供应中心集中处置。

（2）床边 X 光机、床边 B 超机、床边心电图机等仪器检查完毕后，仪器及导线用一次性消毒湿巾或 75% 乙醇擦拭后方能推出隔离病房。

二、环境卫生管理细则

1. 预检分诊、发热门诊和感染科等重点科室

（1）设备、仪器和台面等物体表面的环境卫生。

①医生诊台由医生完成，其他由操作人员完成，责任到人。

②用 75% 乙醇或 1 000mg/L 含氯消毒剂擦拭消毒，作用 30 分钟后用清水擦拭，每天 3 次。

③用一次性抹布（由后勤保障部提供）擦拭，用后丢弃，按感染性废物处理。

（2）地面、门窗等其他的清洁卫生。

①由保洁人员完成，固定人员。

②用 1 000mg/L 含氯消毒剂湿拖，作用 30 分钟后用清水湿拖，每天 2 次。

③拖把、拖桶专用，使用后用 1 000mg/L 含氯消毒剂浸泡消毒 30 分钟，然后用清水清洗，晾干备用。

（3）隔离病区的卫生间每天用 2 000mg/L 含氯消毒剂（或其他高效消毒剂）至少清洁消毒 2 次。

（4）注意事项。

①有肉眼可见污染物时应先使用一次性吸水材料蘸取 2 000mg/L 含氯消毒剂（或其他高效消毒剂）完全清除污染物，然后常规清洁消毒。

②清洁消毒频次和消毒液浓度只能升级不能降级。

③科室要加强对保洁人员的培训和考核。

2. 普通门诊、病区、医技等科室

（1）病区办公室、操作人员站台面和物体表面的清洁卫生由操作人员执行，其他环境的清洁卫生由保洁人员执行；门诊诊室台面的清洁卫生建议由坐诊医生执行，用 75% 乙醇擦拭消毒，上、下午各 1 次。

（2）清洁工具分区使用，不得混用；如条件许可，建议使用一次性抹布。

（3）科室要加强培训和对保洁人员的监督管理，保证执行到位；护理部是科室环境卫生管理的监管部门。

3. 药房、导医、各收费窗口等台面的清洁消毒

（1）用 75% 乙醇或 500mg/L 含氯消毒剂擦拭消毒，作用 30 分钟后用清水擦拭，每天 3 次。

（2）建议由工作人员完成，使用专用抹布，或自备一次性抹布。

三、电梯的管理

1. 环境卫生管理

（1）地面用500mg/L含氯消毒剂湿拖，作用30分钟后用清水湿拖，一天3次。

（2）按键和高频接触的物体表面，用75％乙醇擦拭消毒，一天3次。

（3）有需要时增加消毒频次和消毒剂浓度。

2. 医务人员乘坐电梯管理

（1）有工作人员专用电梯的大楼，工作人员乘坐专用电梯，医患分流。

（2）无工作人员专用电梯的大楼，建议工作人员走楼梯，楼梯间的窗户敞开通风。

（3）乘坐电梯时戴好口罩，注意手卫生，做好个人防护。

四、行政办公区、会议室、食堂等清洁区的管理

（1）物表、地面使用500mg/L含氯消毒剂（或其他高效消毒剂）拖拭（擦拭）消毒，每天1次。有污染时使用1 000mg/L含氯消毒剂（或其他高效消毒剂）先去污处理。

（2）工作人员不得穿白大褂（含隔离衣、手术衣等）、戴手套、戴口罩进入。

（3）注意咳嗽礼仪等个人卫生，垃圾入桶，尽量保持1米的安全距离。

第二节　患者个人用品的清洁与消毒

呼吸道传染病患者的生活卫生用品如毛巾、面盆、痰盂（杯）、便器、餐（饮）具等携带了大量的病原微生物，日常均以保持清洁为主，或进行定期清洁和（或）消毒，遇污染应及时清洁与消毒。

一、日常的清洁和消毒

1. 基本原则

（1）应尽量使用一次性用品。

（2）重复使用的物品应专人专用，用后应消毒—清洗—消毒/灭菌。

（3）应根据物品的材质、性能等选择合适的消毒方法。

2. 消毒方法

（1）用具的消毒。

①患者使用的痰杯，应按照消毒液与痰液1∶1的比例向杯中注入2 000mg/L含氯消毒剂，浸泡60分钟后倒入便池。

②患者使用后的餐（饮）具（如金属、陶瓷、玻璃类制品）清除残渣后，煮沸消毒30分钟，或用500mg/L含氯消毒剂浸泡30分钟，再用清水洗净。

（2）患者个人物品的消毒。

①手机、医保卡等，使用75%乙醇或消毒湿巾擦拭消毒。

②耐热、耐湿的衣物可煮沸（100℃、15分钟），或用蒸汽或压力蒸汽消毒。

③对于不耐热或不耐湿的物品，如书籍、羽绒制品、棉衣裤、皮张、毛制品等，可用环氧乙烷消毒柜处理。

④对于耐湿物品，如各种塑料制品、用具、容器，人造纤维织物等，可用 1 000mg/L 含氯消毒剂或 2 000mg/L 过氧乙酸浸泡 30 分钟或擦拭表面消毒。

二、终末消毒

（1）原则：对于低价值的物品，经患者同意后，作为医疗废物处理；对于高价值的物品和患者不同意作为医疗废物处理的物品，则按照物品的材质，采取相应的消毒方法。

（2）织物（如衣服、袜子等）用 500mg/L 含氯消毒剂浸泡 30 分钟后用清水洗干净；或置于烈日下暴晒 2 小时。

（3）行李箱、鞋的消毒：硬质材料表面用 500mg/L 含氯消毒剂喷洒处理，布面材料则可用 75％乙醇喷至湿润。

（4）笔记本电脑、手机等电子产品用 75％乙醇擦拭。

（5）纸质材料（如护照）、文具等物品：建议用环氧乙烷密闭消毒或用紫外线照射消毒。

（6）医疗废物：按要求分类收集、规范处置，标识疾病名称。

（7）注意事项：

①进行终末消毒的医务人员应做好职业防护。

②不混用消毒剂，用 75％乙醇进行消毒时要特别注意防火。

③建立终末消毒登记本。

第三节　患者排泄物、分泌物、呕吐物处置

医院污水主要来源于诊疗、生活污水及患者的排泄物、分泌物、呕吐物等，含有病原微生物、化学性废物和放射性污染物等，具有空间污染、急性传染和潜伏性传染等特征。呼吸道传染病患者的排泄物、分泌物、呕吐物最终也汇入医院污水，不经有效处理将会成为病毒扩散的重要途径，并严重污染环境。

一、工作人员防护

处理患者排泄物、分泌物、呕吐物的工作人员应做好个人防护，倾倒时宜加戴防护面屏及穿隔离衣。

二、消毒方法

（1）有污水处理系统的医院，患者的排泄物、分泌物、呕吐物可直接入污水池，适当增加污水处理消毒剂的投药量，保证污水处理余氯含量大于接触池出口总余氯 6.5～10mg/L。

（2）无污水处理系统的医院，患者的排泄物、分泌物、呕吐物应有专门容器收集，用 20 000mg/L 含氯消毒剂，按粪、药1∶2的比例浸泡消毒 2 小时，配制方法如下：

1L 水 +40 片含氯消毒片（每片含氯 500mg）；

1L 水 +400mL 84 消毒液（含氯 20 000mg/L）；

1 份漂白粉（10% 漂白粉乳液）+4 份污染物。

（3）清除污染物后，应对被污染的环境物体表面进行消毒。盛放污染物的容器可用 5 000mg/L 含氯消毒剂浸泡消毒 30 分钟，然后清洗干净。

三、具体措施

呼吸道传染病病原菌存在粪－口传播可能时，需对患者排泄物、分泌物、呕吐物等进行消毒处理，指引如下：

1. 感染科隔离病房

（1）污染物（患者血液、分泌物和呕吐物）。

①少量污染物可用一次性吸水材料（如纱布、抹布等）蘸取 5 000～10 000mg/L 的含氯消毒剂（或能达到高水平消毒的消毒湿巾/干巾）小心移除。大量污染物应使用含吸水成分的消毒粉完全覆盖，或用一次性吸水材料完全覆盖后用足量的 5 000～10 000mg/L 的含氯消毒剂浇在吸水材料上，作用 30 分钟以上，小心清除干净。清除过程中避免接触污染物，清理的污染物按医疗废物集中处置。

②患者的分泌物、呕吐物等应有专门容器收集，用 20 000mg/L 含氯消毒剂，按物、药 1∶2 的比例浸泡消毒 2 小时。

③清除污染物后，应对污染的环境物体表面进行消毒。盛放污染物的容器可用 5 000mg/L 含氯消毒剂浸泡消毒 30 分钟，然后清洗干净。

（2）粪便和污水。

①具有独立化粪池时，在排入市政排水管网前需进行消毒处理，定期投加含氯消毒剂（初次投加，有效氯应在 40mg/L 以上），确保消毒 1.5 小时后，总余氯量达 6.5～10mg/L。消毒后污水应当符合《医疗机构水污染物排放标准》（GB 18466—2005）。

②无独立化粪池时，使用专门容器收集排泄物，消毒处理后排放。用 20 000mg/L 含氯消毒剂，按粪、药 1∶2 的比例浸泡消毒 2 小时；若有大量稀释排泄物，应用含有效氯 70%～80% 的漂白粉精干粉，按粪、药 20∶1 的比例加药后充分搅匀，消毒 2 小时。

2. 其他门诊、科室

疑似呼吸道传染病患者的排泄物、分泌物和呕吐物，参照以上措施处理。

3. 轻症患者居家隔离

应格外重视个人与家庭成员的手卫生，同时尽可能避免与家庭成员共用卫生间。

第四节　转运工具的清洁与消毒

转运工具的清洁与消毒容易被忽视，而污染的转运工具是病原体传播的一个重要媒介。为了防止病原菌通过转运工具传播，应做好转运工具的清洁与消毒。

一、基本原则

（1）应先进行污染情况评估；污染的空间、表面等，应先消毒，再清除明显的污染物。

（2）清洁消毒前，工作人员应做好个人防护，建议穿戴工作服、一次性工作帽、双层手套、防护服、医用防护口罩、防护面屏、工作鞋或胶靴、防水靴套。必要时，可加穿防水围裙或防水隔离衣。

（3）清洁消毒的顺序应遵循由上至下、由内向外、S形擦拭消毒的原则。

二、消毒方法

（1）运送完毕后，进行空气消毒，方法参照本章第一节。

（2）转运工具表面使用1 000mg/L含氯消毒剂擦拭消毒。

（3）有可见污染物时应使用一次性吸水材料蘸取2 000mg/L含

氯消毒剂（或能达到高水平消毒的消毒湿巾/干巾）完全清除污染物，再用1 000mg/L含氯消毒剂擦拭消毒，作用30分钟后用清水擦拭干净。

（4）患者使用的医用织物按特殊感染医用织物处置。

120急救车清洁消毒流程见图7-1。

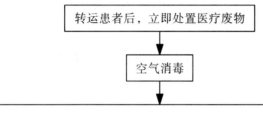

转运患者后，立即处置医疗废物

空气消毒

整车车身表面使用1 000~2 000mg/L含氯消毒剂或2 000mg/L过氧乙酸由上至下、由内向外、S形擦拭消毒，作用30分钟后使用清水擦拭/冲洗

有可见污染物时应使用一次性吸水材料蘸取2 000mg/L含氯消毒剂完全清除污染物，再用1 000mg/L含氯消毒剂进行喷洒或擦拭消毒，作用30分钟后用清水擦拭干净

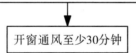

开窗通风至少30分钟

图7-1 120急救车清洁消毒流程

第五节　终末消毒

一、基本原则

（1）发热门诊每日工作结束后，留观病室、隔离病区在患者出院、转科后均应做终末消毒。

（2）终末消毒前，应先关闭门窗。

（3）工作人员做好个人防护，穿戴一次性工作帽、双层手套、防护服、医用防护口罩、防护面屏、工作鞋或胶靴、防水靴套。必要时，加穿防水围裙或防水隔离衣。

（4）消毒顺序应先外后内、先上后下，由洁到污，依次对门、地面、物体表面、墙壁等进行喷雾消毒，重点做好空气消毒。

（5）终末消毒的范围：空气、地面、墙壁、室内物品及物体表面等。

（6）拖把、抹布专分专用，标识清晰。

二、消毒方法

（1）空气消毒：方法参照本章第一节。

（2）物体表面的消毒：

①诊疗设施设备表面以及墙壁、桌、椅、床头柜、床架、门把手等有肉眼可见污染物时，应先完全清除污染物再消毒，具体方法参照本指引相关内容。

②无肉眼可见污染物时，用 500mg/L 含氯消毒剂擦拭或浸泡消毒，作用 30 分钟后用清水擦拭。

（3）墙壁的消毒：终末消毒时，用 500mg/L 含氯消毒剂擦拭消毒。

（4）地面的消毒：用500mg/L含氯消毒剂湿拖，半小时后用清水拖拭干净，待室内消毒完毕后，再由内向外重复喷洒一次，作用时间不少于30分钟。

（5）衣服、被套、床单、枕套等医用织物的消毒：

①收集时动作轻柔，避免扬尘。

②若重复使用，规范收集后集中处置，可用500mg/L含氯消毒剂浸泡30分钟，然后常规清洗；或采用水溶性包装袋盛装后直接投入洗衣机中，洗涤消毒 30 分钟，并使含氯消毒剂含量保持在500mg/L。

（6）枕芯、被芯、床垫的消毒：采用床单位消毒机消毒，消毒方法参照说明书。

（7）患者的个人卫生及物品处置：如病情允许，应沐浴更衣；个人物品使用75%乙醇或消毒湿巾擦拭消毒。

（8）建议采用电子化病历；病历夹应尽量不带入污染区，日常用75%乙醇或消毒湿巾擦拭消毒。

（9）患者出院后终末消毒流程见图7－2。

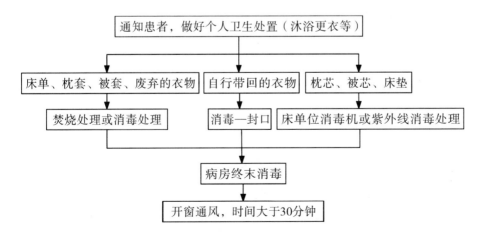

图7－2　患者出院后终末消毒流程

第六节　医疗废物处置

一、医疗废物范围

（1）疑似或确诊呼吸道传染病患者产生的生活垃圾。

（2）疑似或确诊呼吸道传染病患者的医疗废物，包括所有废弃的防护用品、诊疗用品等。

二、废物处置要求

1. 总原则

呼吸道传染病的医疗废物应分类收集，不与一般医疗废物和生活垃圾混放。

2. 收集和包装的要求

（1）使用医疗废物专用包装袋，锐器盒的外表面应当有警示标识，确保无破损、无渗漏。

（2）医疗废物收集桶为脚踏式并带盖。

（3）医疗废物达到包装袋或者锐器盒容量的 3/4 时，有效封口，确保封口严密。

（4）使用双层包装袋盛装医疗废物，采用分层鹅颈式封口。每个包装袋、锐器盒均应系有或粘贴中文标签，标签内容包括：医疗废物产生单位、产生部门、产生日期、类别，并在特别说明中标注疾病名称。

3. 做好安全收集，控制感染风险

（1）分类收集，做好个人防护，确保安全。

（2）盛装医疗废物的包装袋和锐器盒的外表面被感染性医疗废

物污染时，应当增加一层包装袋。

（3）分类收集使用后的一次性隔离衣、防护服等物品时，严禁挤压。

（4）发热门诊和病区（房）潜在污染区及污染区产生的医疗废物，在离开污染区前对包装袋表面用1 000mg/L含氯消毒剂喷洒消毒（注意喷洒均匀）或在其外面加套一层医疗废物包装袋。

（5）检验科做好病原体标本处理，在产生地点进行压力蒸汽灭菌或者化学消毒处理，然后按照感染性废物收集处理。

4. 运送贮存的要求

（1）安全运送管理。

①在运送医疗废物前，检查包装袋或者锐器盒的标识、标签以及封口是否符合要求。

②在运送医疗废物时，防止造成医疗废物专用包装袋和锐器盒的破损，防止医疗废物直接接触身体，避免医疗废物泄漏和扩散。

③每天运送结束后，对运送工具进行清洁和消毒，使用的含氯消毒剂浓度至少为1 000mg/L；运送工具被感染性医疗废物污染时，应当及时消毒处理。

（2）规范贮存交接。

①医疗废物暂存处有严密的封闭措施，单独设置区域存放，尽快交由医疗废物处置单位进行处置。

②医疗废物暂存处用1 000mg/L含氯消毒剂进行消毒，每天2次。

③医疗废物的运送、暂存等均需称重，计数双方签名登记交接。

5. 做好转运交接登记

（1）严格执行危险废物转移联单管理，按要求登记，登记资料保存3年。

（2）及时通知医疗废物处置单位上门收取，并做好记录。

6. 呼吸道传染病医疗废物处置流程（见图 7-3）

病区医务人员将医疗废物放置于双层黄色
医疗废物袋，分层封扎、标识清楚

专职人员应按要求穿戴好防护用品，包括防护口罩、一次性工作帽、工作
服、防渗围裙、防护服、乳胶手套、橡胶手套、袖套、护目镜、长筒胶鞋

离开污染区前或医疗废物袋表面遇污染时，采用 1 000mg/L
含氯消毒剂喷洒消毒或加套一层医疗废物袋

专职人员与病区医务人员交接核对无误后，填写
"医疗废物交接登记本"，双方签名，科室保存

专职人员按指定路线将医疗废物密闭运送至医疗废物暂存处，
并负责清洁消毒转运箱：用 1 000mg/L 含氯消毒剂擦拭消毒

与医疗废物处置单位进行交接登记

图 7-3　呼吸道传染病医疗废物处置流程

三、污染织物的处理

（1）用双层黄色医疗废物袋封装好患者的病人服和隔离衣，外贴标签注明疾病名称。

（2）封装好的污染织物放入污染织物袋内，密闭袋口，及时通知后勤保障部回收处理。

（3）病区、转运污染织物的保洁工人以及被服房的工人均需按要求做好个人防护，运送工具使用 1 000mg/L 含氯消毒剂（或其他高效消毒剂）擦拭消毒 2 次。

四、各部门职责

后勤保障部、护理部、医院感染管理部等相关部门，按《医疗废物管理办法》及医院医疗废物管理相关制度执行，各负其责，做好医疗废物管理，防止因医疗废物流失、泄漏而导致感染播散。

参考文献

［1］中华人民共和国国务院令第 380 号．医疗废物管理条例．2003－06－16.

［2］中华人民共和国卫生部令第 36 号．医疗卫生机构医疗废物管理办法．2003－10－15.

［3］国家卫生计生委办公厅．基层医疗机构医院感染管理基本要求（国卫办医发〔2013〕40 号）．2013－12－23.

［4］中华人民共和国卫生部．医院预防与控制传染性非典型肺炎（SARS）医院感染的技术指南（卫医发〔2003〕308 号）．2003－11－05.

［5］国家卫生健康委办公厅．医疗机构感染预防与控制基本制度（试行）（国卫办医函〔2019〕480 号）．2019－05－18.

［6］国家卫生健康委办公厅．新型冠状病毒感染的肺炎防控中常见医用防护用品使用范围指引（试行）（国卫办医函〔2020〕75号）．2020－01－26.

［7］国家卫生健康委办公厅．国家卫生健康委办公厅关于做好新型冠状病毒感染的肺炎疫情期间医疗机构医疗废物管理工作的通知（国卫办医函〔2020〕81 号）．2020－01－28.

［8］国家卫生健康委办公厅，国家中医药管理局办公室．新型冠状病毒感染的肺炎诊疗方案（试行第八版）（国卫办医函〔2020〕

680 号）. 2020 - 08 - 18.

　　［9］国务院应对新型冠状病毒肺炎疫情联防联控机制综合组. 新型冠状病毒肺炎防控方案（第八版）（联防联控机制综发〔2021〕51 号）. 2021 - 05 - 11.

　　［10］国务院应对新型冠状病毒肺炎疫情联防联控机制综合组. 关于印发医疗机构内新型冠状病毒感染预防与控制技术指南（第三版）的通知（联防联控机制综发〔2021〕96 号）. 2021 - 09 - 08.

　　［11］生态环境部. 新型冠状病毒感染的肺炎疫情医疗废物应急处置管理与技术指南（试行）. 2020 - 01 - 28.

　　［12］国务院应对新型冠状病毒肺炎疫情联防联控机制综合组. 新冠肺炎流行期间办公场所和公共场所空调通风系统运行管理指南（肺炎机制综发〔2020〕50 号）. 2020 - 02 - 12.

　　［13］中华人民共和国国家卫生健康委员会. 医务人员手卫生规范：WS/T 313—2019.

　　［14］中华人民共和国国家卫生健康委员会. 医疗机构门急诊医院感染管理规范：WS/T 591—2018.

　　［15］中华人民共和国国家卫生和计划生育委员会. 经空气传播疾病医院感染预防与控制规范：WS/T 511—2016.

　　［16］中华人民共和国国家卫生和计划生育委员会. 软式内镜清洗消毒技术规范：WS 507—2016.

　　［17］中华人民共和国国家卫生和计划生育委员会. 医院医用织物洗涤消毒技术规范：WS/T 508—2016.

　　［18］中华人民共和国国家卫生和计划生育委员会. 医院消毒供应中心　第 2 部分：清洗消毒及灭菌技术操作规范：WS 310.2—2016.

　　［19］中华人民共和国国家卫生健康委员会. 临床实验室生物安全指南：WS/T 442—2024.

［20］中华人民共和国卫生部．医院空气净化管理规范：WS/T 368—2012.

［21］中华人民共和国卫生部．医疗机构消毒技术规范：WS/T 367—2012.

［22］中华人民共和国国家卫生健康委员会．医院隔离技术标准：WS/T 311—2023.

［23］中华人民共和国国家卫生健康委员会．医院感染监测标准：WS/T 312—2023.

［24］中华人民共和国国家质量监督检验检疫总局，中国国家标准化管理委员会．疫源地消毒总则：GB 19193—2015.

［25］中华人民共和国住房和城乡建设部，中华人民共和国国家质量监督检验检疫总局．传染病医院建筑设计规范：GB 50849—2014.

［26］中华人民共和国国家质量监督检验检疫总局，中国国家标准化管理委员会．医院消毒卫生标准：GB 15982—2012.

［27］中华人民共和国住房和城乡建设部，中华人民共和国国家质量监督检验检疫总局．医院洁净手术部建筑技术规范：GB 50333—2013.

［28］李六亿，吴安华．新型冠状病毒医院感染防控常见困惑探讨．中国感染控制杂志，2020（2）.

［29］左双燕，陈玉华，曾翠，等．各国口罩应用范围及相关标准介绍．中国感染控制杂志，2020（2）.

［30］王鸣，杨智聪．医院感染控制技术．北京：中国中医药出版社，2008.

［31］李敏，雷霖，王艳俊．中国现代医院专科专属医治空间建筑设计．西安：陕西人民出版社，2016.

［32］张流波，徐燕．现代消毒学进展：第二卷．北京：人民卫生出版社，2017.

［33］黄象安．传染病学．2 版．北京：中国中医药出版社，2017.

［34］曹海峰．非常规突发事件应急预案研究：基于情景构建的视角．北京：社会科学文献出版社，2018.

［35］胡必杰，高晓东，韩玲样，等．医院感染预防与控制标准操作规程．2 版．上海：上海科学技术出版社，2019.

［36］张伟，向天新，刘珉玉．新型冠状病毒肺炎医院感染防控手册．北京：化学工业出版社，2020.

正确洗手减少病毒传播

在日常生活中，我们的双手与各种物品接触的机会最多，手可通过握手、接触扶手等途径将病原体传给他人，病原体也可通过手触摸自己的眼、口、鼻，侵入体内造成自身感染，手常常被视为病原微生物最直接的传播媒介。因此，勤洗手是预防病毒感染的明确措施之一。通过充分涂抹肥皂和揉搓动作，能有效清除皮肤表面的污垢和微生物，而用流水冲洗掉肥皂也可以最大限度地减少对皮肤的刺激。

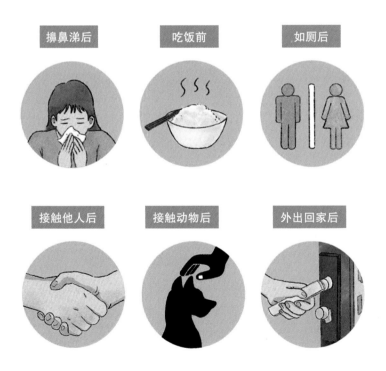

内 掌心相对
手指并拢相互揉搓

外 手心对手背
沿指缝相互揉搓

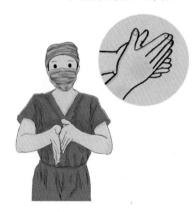
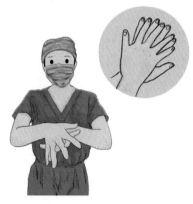

夹 掌心相对
双手交叉沿指缝
相互揉搓

弓 弯曲各手指关节
在另一手掌心旋转揉搓

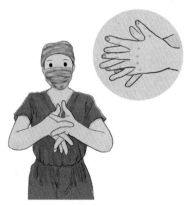
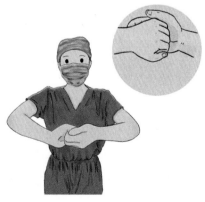

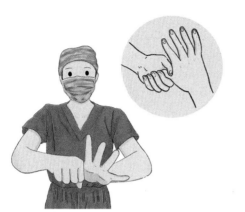

大　一手握另一手大拇指
旋转揉搓
双手交换进行

弯曲各手指关节
立　把指尖合拢在另一手
掌心旋转揉搓

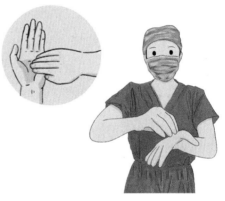

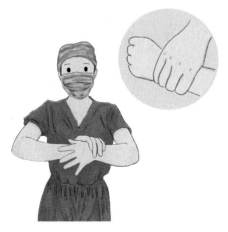

腕　揉搓手腕、手臂
双手交换进行

正确佩戴和处理口罩

　　口罩是预防呼吸道传染病的重要防线，口罩不仅可以防止病人喷射飞沫，降低飞沫量和喷射速度，还可以阻挡含病毒的飞沫核，防止佩戴者吸入。正确使用、储存口罩是保持其有效性的关键，公众日常要注意以下事项：

口罩向外面

口罩向内面

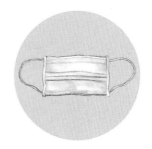

佩戴时要将折面完全展开，将嘴、鼻、下颌完全包住。

然后压紧鼻夹，使口罩与面部完全贴合。

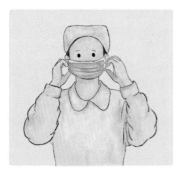

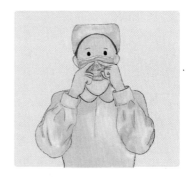

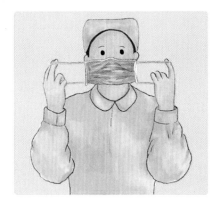

摘口罩的时候，把耳带向两侧拉开，不要触摸口罩的外侧。

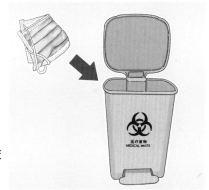

用过的口罩，在医院丢进医疗废物桶，在非医疗场所丢进垃圾桶。

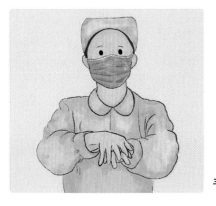

在戴口罩前与摘口罩后记得进行手部清洁。

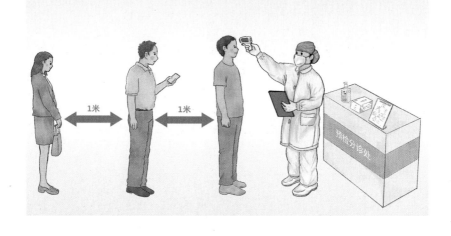

预检分诊——守住第一道安全防线

　　预检分诊是医疗机构门急诊对就诊人员进行初筛、合理引导就医、及时发现传染病风险、有效利用医疗资源、提高工作效率的有效手段。作为医院重大传染性疾病防控的第一道关卡，预检分诊发挥着前沿哨兵的重要作用。落实预检分诊，进行早期识别和源头控制，是世界卫生组织推荐的有效应对疫情的方法之一，对预防医院内感染具有重要意义。

　　预检分诊点通常设立于医院门急诊醒目位置，相对独立，通风良好，具有消毒隔离的条件。同时备有发热患者用的口罩、体温计（非接触式）、消毒液等物资。预检分诊点设有专人专岗，对来院人群进行基本评估和排查，按轻重缓急不同程度进行有效分流。

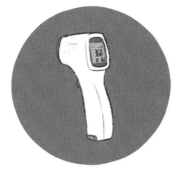

体温测量

来院人员进入医院前，应主动配合预检分诊人员进行体温测量，如有发热、乏力、干咳、鼻塞、流涕、咽痛、嗅味觉减退、结膜炎、肌痛和腹泻等十大症状，应主动告知预检分诊人员，并及时就医，切勿隐瞒。

流行病学问询

预检分诊人员对来院人员的流行病学史、职业史、症状和体征一一进行排查。流行病学调查是传染病防控中非常重要的工作，对于追踪传染源、发现潜在病例的密切接触者等起着关键作用，因此来院人员应主动配合流调检查，不隐瞒、不漏报。

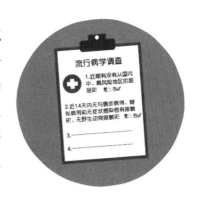

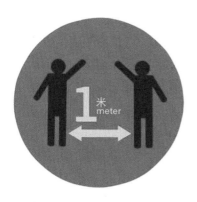

个人防护及文明社交

所有来院人员进入医院前，应佩戴好口罩（请勿佩戴带呼气阀的口罩），做好个人防护，在排队时保持一米距离，不扎堆、不聚集，养成文明社交的良好习惯。

勤洗手

日常生活中，我们的双手不可避免地要接触一些公共物品，而病毒就可能通过手触摸眼睛、鼻子、嘴巴等黏膜部位感染人体。如果不注意手卫生，手就可能把病毒"送"入人体。因此，正确洗手可以有效降低感染发生的可能性。洗手要用流动的水，使用肥皂或洗手液洗手揉搓的时间应不少于15秒。使用的肥皂应保持清洁和干燥。当皂液有浑浊或变色时应更换。洗完手后，要用提前准备好的干手纸把手擦干，不可随意在衣服上蹭干。

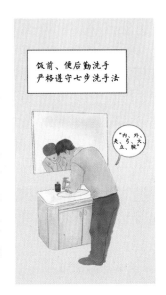

勤通风

开窗通风换气可有效改善室内空气质量，减少室内致病微生物和其他污染物的含量，降低室内二氧化碳和有害气体的浓度。此外，阳光中的紫外线还有杀菌作用。条件允许的情况下，每天早、中、晚均应开窗通风，每次通风时间不少于15分钟。寒冷季节开窗通风要注意保暖。

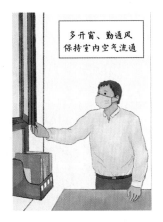

勤消毒

办公场所、学校等是人群相对密集的地点，因此要加强对办公区域、会议场所、生活设施及其他人员活动场所和相关物品的定时消毒。

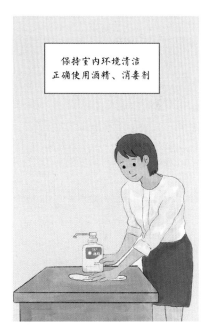

保持室内环境清洁
正确使用酒精、消毒剂

首先，公共卫生间要配备足够的洗手液，保证水龙头等供水设施正常工作。其次，对经常接触的公共部位，如门把手、桌椅、电话、电脑、鼠标、键盘、饮水机开关、电源开关等物体表面进行预防性消毒，可使用75％乙醇或消毒湿巾擦拭消毒，每天至少2次。

加强垃圾的分类管理，及时收集并清运。加强垃圾桶等垃圾盛装容器的清洁，定期对其进行消毒处理。注意用消毒剂对空气进行消毒时，一定是无人的环境。因为如果人吸入了消毒剂，或者是往人的身上喷洒消毒剂，是有潜在风险的，应尽量避免。